实用临床儿科诊疗实践

郑　强◎著

吉林科学技术出版社

图书在版编目（CIP）数据

　　实用临床儿科诊疗实践 / 郑强著. —— 长春 :吉林
科学技术出版社, 2019.10
　　ISBN 978-7-5578-6224-4

　　Ⅰ.①实… Ⅱ.①郑… Ⅲ.①小儿疾病–诊疗 Ⅳ.
①R72

　　中国版本图书馆CIP数据核字(2019)第233888号

实用临床儿科诊疗实践
SHIYONGLINCHUANGERKEZHENLIAOSHIJIAN

出 版 人　李　梁
责任编辑　李　征　李红梅
书籍装帧　山东道克图文快印有限公司
封面设计　山东道克图文快印有限公司
开　　本　787mm×1092mm　1/16
字　　数　226千字
印　　张　9.75
印　　数　3000册
版　　次　2019年10月第1版
印　　次　2020年6月第2次印刷

出　　版　吉林科学技术出版社
发　　行　吉林科学技术出版社
地　　址　长春市福祉大路5788号出版集团A座
邮　　编　130000
发行部电话/传真　0431-81629529　81629530　81629531
　　　　　　　　　81629532　81629533　81629534
储运部电话　0431-86059116
编辑部电话　0431-81629508
网　　址　http://www.jlstp.net
印　　刷　北京市兴怀印刷厂

书　　号　ISBN 978-7-5578-6224-4
定　　价　98.00元

前　言

近代科学技术的迅速发展,对医学产生了深刻的影响。新的诊断技术、新的药物和新的治疗措施不断涌现。临床医师必须不断学习,更新知识,交流医疗经验,才能跟上科技发展的步伐,掌握现代诊疗技术,更好地为病人服务。为满足广大儿科医务工作者,尤其是儿科青年医师的需要,特编写了本书。

本书共八章,包括儿科用药特点、儿童营养性疾病、儿科呼吸系统疾病、儿科消化系统疾病、循环系统疾病、儿科泌尿系统疾病、小儿神经系统疾病、小儿内分泌系统疾病等内容。本书具有思维清晰、内容丰富新颖、实用性强等特点,同时编者希望本书的出版,能为儿科医护人员提供帮助。

在编写过程中,编者力求在内容、格式上做到统一,但难免会有些疏漏和错误之处,肯求同道不吝指正,以便在今后不断地改正和进步。

编　者

目　　　录

第一章 儿科用药特点

药物是治疗儿科疾病的很重要手段,而其副反应、过敏反应和毒性作用则常会对机体产生不良影响。药物作用的结果,不仅取决于药物本身的性质,且与病人的机能状态密切相关。儿童在体格发育和器官功能成熟方面都处于不断的变化过程中,具有独特的生理特点,对药物有特殊的反应性。因此,对小儿不同年龄的药物代谢动力学和药物效应动力学的深入了解,并用以指导临床合理用药是十分必要的。在胎儿期,药物通过胎盘进入体内,故药物对胎儿的影响不但与药物本身的药理、毒理作用有关,还与母亲—胎盘—胎儿的生理状态有关。在新生儿期,生理和代谢处在迅速变化阶段,药代动力学随之发生变化。新生儿用药除考虑体重外,还应考虑胎龄和实足年龄所反映的成熟度与用药的关系,有时需采用孕周龄(post-conceptional age)来计算用药量。此外,新生儿期体液占体重的比例较大、肝脏酶系统发育不成熟、清除率低、血浆白蛋白含量低等均可影响药物的分布与代谢。在婴儿期,生长发育显著加快,肝脏代谢药物的主要酶系统活性已成熟;小球滤过率和肾血流量在 $6\sim12$ 个月可达到成人水平。由于这一时期生长迅速,要密切注意药物通过不同的机制影响小儿的发育,如长期类固醇激素的应用可影响生长发育,中枢抑制性药物对智力有损害等。在儿童期,患儿常能主动服药,此时对药物用量的准确性和防止用药意外应引起重视。对年长儿,有时体重已接近成人,如用药量仍按每千克体重计算剂量可能会偏大,应使总剂量不超过成人用量。此外,小儿疾病大多危重而多变,选择药物需慎重、确切,更要求剂量恰当,因此必须了解小儿药物治疗的特殊性,掌握药物性能、作用机制、毒副作用、适应证和禁忌证,以及精确的剂量计算和适当的用药方法。

第一节 儿科药理学的基本知识

了解药理学的基本知识对正确指导儿科用药是非常重要的。临床药理学涉及药动学(pharmacokinetics)和药效学(pharmacodynamics),以便合理用药。

一、药动学和药效学

药动学主要研究体内药物的量(或浓度)及其代谢物随时间变化的动态规律,并用一定的数学模型来阐明药物在体内的位置、数量(或浓度)和时间关系的一门学科。体内药物量的动态变化主要受药物的吸收、分布、代谢和排泄等药物体内处置过程的影响。根据体内药物浓度测定数据,得到药时曲线,推得适当数学模型,求得各项动力学参数,不仅可阐明药物在体内的动态过程,即吸收、分布和消除的规律;还可研究这些规律与药物的药理或毒性作用的关系。药物的作用取决于药物在受体部位的浓度及维持时间的长短,而受体部位的药物浓度在体内药物分布平衡时一般与血药浓度平行,因此,研究血药浓度随时间而变化的规律,获得药动学参数,在临床药物治疗上可根据这种参数制定合理给药方案,使血药浓度保持在安全有效的范围内,提高药物治疗效果。药动学对药物治疗和毒性的估计、药物剂量的选择和调整等方面均具有重大意义。

药效学主要研究药物与受体(效应器官、组织或细胞)相互作用及与各种影响因素的关系。一种药物可改变另一药物效应的发挥,而该药血浆浓度并无明显影响;不同作用性质的药物,可分别对不同受体起激动或阻断(拮抗)作用。药效学的相互作用可发生于受体部位,两种作用相同的药物联合应用时可使效应得到加强,这类相互作用称为协同或相加。作用相反的药物合用,结果使原有的效应减弱,称为拮抗。

儿科合理给药取决于对基础药动学和药效学知识的理解。与成年人用药完全不同,由于儿童发育是连续的、非线性过程,年龄因素引起的生理差异在很大程度上影响药物的吸收、分布、代谢和排泄。发育药理学(developmental pharmacology)是近年来发展较快的一门研究儿童用药的学科,其主要研究内容也强调了儿童随年龄变化而显示的用药分布、作用机制和治疗特点。因此,儿童用药必须掌握年龄的影响因素以保证药物治疗安全、有效。

药动学只有与药效学相结合时才有其临床实用价值。由于大多数药物的药理效应是可逆的,药物起效时间、强度和持续时间与体内药物量成比例,因此,以药动学为基础来预测用药后任何时间的药物浓度,并为达到特定药物浓度制定所需药物剂量的计算成为可能。根据临床药动学原理,多数药物的药理效应、毒性作用与生物体液(主要是血液)中的浓度相关性最好,而与应用剂量并不一定相关。如给药后药物立即均匀地分布于全身体液和组织中,称为一室模型。此模型简单,但符合这一情况的药物不多。假如把身体划分为两部分,药物进入体内后首先迅速地分布于血液及血流供应充分的组织,如心、肝、肾、肺等,然后再由这些部位向血流不足的组织如肌肉、脂肪、皮肤等组织转运,达到平衡,这种模型称为"二室模型"。有的药物代谢动力学需用多室模型描述。临床上使用的多数药物的动力学过程可以用一级动力学或零级动力学过程来描述,即血清浓度,或体内药物的浓度直接与应用剂量成比例,这些药物用量加倍,稳态血浓度则加倍。这一成比例的特性,结合对病人的监测,常被临床上用于调整药物的剂量;相反,某些药物如奥美拉唑、西咪替丁、水杨酸盐、茶碱、卡马西平、苯妥英钠等血液中药物浓度的变化与使用剂量不成比例,即呈非线性动力学特征。在通常情况下,这些药物在低剂量时遵循一级动力学过程,但随剂量增加由于与吸收有关的转运蛋白被饱和、血浆/组织蛋白结合过程被饱和、药物代谢酶被饱和、肾小管主动重吸收等任何过程被饱和都可以导致体内药物浓度增加,这时剂量稍有增加,常可导致血药浓度不成比例地增高,引起不良反应甚至中毒,并且由于半衰期延长,清除率明显降低,由非线性动力学而导致的血药浓度过高,可能产生严重的后果。因此,这些药物的剂量调整应特别慎重,最好在血药浓度的监测下进行。

二、表观分布容积

药物进入体内后,实际上分布于各组织器官的浓度是不同的,在进行药动学研究时引入 V_d 以描述药物在体内的分布状况。V_d 是指在药物充分分布的假设前提下,体内全部药物按血中同样浓度溶解时所需的体液总容积,它是一个比例常数,没有生理学意义,但能够反映出药物在体内分布的某些特点和程度。对于某一具体药物来说,V_d 是个确定的值。V_d 可用公式:$V_d = X/C$ 表示,X 是体内药物量,C 是血药浓度。V_d 可用于计算需达到所需血清浓度的初始或负荷剂量。如果选择了一个特定的 C_0,且已知患儿年龄的平均 V_d(常可从文献中查得），则为达到此 C_0 需要的负荷剂量可通过下列方程计算：

$$LD(mg) = C_0(mg/L) \times V_d(L/kg) \times 病人体重(kg)$$

从上述方程可见体内排泄或清除药物的能力并不影响初始或负荷剂量。例如，虽然某种药物只能通过肾排泄，但对正常肾功能，或肾功能受损，甚至无功能的病人来说，初始剂量可以相同，而给药间隔则需适当调整。

三、药物吸收和生物利用度

为达到临床疗效，药物必须从给药部位被吸收入体循环，并由此分布至作用部位和排出体外；药物的吸收是指药物由用药部位进入血液循环的过程。药物的吸收和分布受一系列生物膜的阻挡，因此生物膜的转运机制与药物的体内转运密切相关，亦与周围环境有关。

生物利用度是衡量制剂疗效差异的重要指标，通常指药物制剂中主药成分进入血液循环的程度及速率，一般用百分数表示。静脉用药生物利用度为 100%。生物利用度常用来描述血管外用药后吸收进入体内循环的药量与用药量的比例。可通过计算血管外用药后血药浓度-时间曲线下面积（AUC）与静脉用药后 AUC 之比，即口服 AUC/静脉 AUC 而得出。生物利用度受多种生理、病理因素的影响，例如胃、十二指肠中存在食物可降低口服药物进入体循环的速率，从而推迟药物达到高峰血清浓度的时间，但大多数口服药物的吸收总量一般不影响。评价药物生物利用度对预计药物过量和毒性症状的出现也有重要意义。

四、半衰期

药物半衰期（t1/2）是指血或其他体液中某一药物浓度下降一半所需的时间，即体液中一半的药物被清除所需要的时间。由于 t1/2 在实际工作中容易计算，临床上常被用来调整用药间隔。一种药物的 t1/2 也可用于估计其达到稳态浓度所需的时间。当给药间隔为半衰期时，按一定剂量多次给药后，体内药物浓度达到稳态水平，经 3 个半衰期后，可达到药物稳态浓度的 87.5%，4 个半衰期后达到 93.8%，5 个半衰期后达到 96.9%，7 个半衰期后达到 99.2%。

五、清除率（clearance,Cl）

清除率指单位时间内从体内清除的表观分布容积分数，即单位时间内有多少毫升血中的药物被清除，单位为 mL/min 或 ml(min·kg)。按清除途径的不同而有肾、肝和肺等清除率，如肾清除率仅反映单位时间内肾清除的药量。总清除率是所有清除率机制的总和，常用公式：$Cl = 0.693Vd/t1/2$ 表示。在特定给药强度下清除率是决定稳态血浓度最重要的药动学参数，因此，为达特定药物血清浓度，必须掌握该药物的体内清除率。此外，与药物排泄有关的器官功能状态如脏器的血流和完整性也可影响药物的体内清除率。

第二节　小儿药物剂量的计算

儿童用药剂量较成人更需准确。可按以下方法计算：

一、按儿童体重计算

是最常用、最基本的计算方法，可算出每日或每次需用量。每日（次）剂量＝病儿体重

3

（kg）×每日（次）每千克体重所需药量。将总剂量单次或分多次给予,常根据药物的半衰期、疾病的性质、药物的协同或拮抗、肝肾功能、患儿的年龄等确定。如对于半衰期长的药物,用药间隔常延长;而对于半衰期较短的药物,用药间隔缩短;半衰期极短的药物常需用静脉持续给药维持。一般感染与严重感染、中枢感染与其他感染用药剂量常不同;肝肾功能不全时药物剂量常需减少。对于新生儿或早产儿,常以生后日龄决定用药量与间隔,有时还需结合孕周龄来计算。病儿体重应以实际测得值为准,年长儿按体重计算如已超过成人量则以成人量为上限。

二、按体表面积计算

体表面积因其与基础代谢、肾小球滤过率等生理活动的关系密切,用此法计算用药量较按年龄、体重计算更为准确、科学。小儿体表面积计算公式为:①体重<30kg:小儿体表面积（m²）=体重（kg）×0.035+0.1;②体重>30kg:小儿体表面积（m²）=［体重（kg）-30］×0.02+1.05。

上述用药量计算方法的准确性与体表面积计算正确与否有关。在较大体重的儿童,以体重折算体表面积的意义有限。因为随着体重增加,其体表面积的增加是非线性的,在应用时应当注意。

三、按年龄计算

对剂量幅度大、不需十分精确计算的药物,如营养类药物和非处方药等可按年龄计算,比较简单易行。

四、从成人剂量折算

小儿剂量=成人剂量×小儿体重（kg）/50,此法仅用于未提供小儿剂量的药物。因小儿体液占体重的比例较大,用此方法所得剂量一般都偏小,故不常用。

总之,不管采用上述任何方法计算剂量,都必须与病儿具体情况相结合,才能得出比较确切的药物用量,如新生儿、小婴儿或营养不良儿因肝、肾功能较差,一般药物剂量宜偏小;用药目的、对象不同,剂量也不同;不同的剂量,其药理作用也有差异,这些都是儿科用药确定剂量应考虑的问题。

五、个体化剂量

即使药物剂量根据病人体重、体表面积及成熟状况调整,对平均剂量或常规推荐剂量的药物,临床疗效差异很大。这一差异是药动学和药效学个体差异及许多生物变异的结果,如代谢、病理生理及遗传差异。由于存在药物疗效及毒性的个体差异,对特殊病人需调整给药方案,尤其是对某些药物,如血管活性药的剂量可根据患儿出现的即刻、易定量（如血压、心率等）的临床反应进行调整。而对某些药物则需要结合临床反应和测定血浆或血清浓度进行药物剂量调整。这种治疗方案称为靶浓度方案。而一种药物的药理或毒理反应可能直接与特异血清浓度范围有关。

文献所报道的药物治疗浓度范围常根据少数病人,绝大多数是成人的研究而确定。这些治疗范围代表了平均值,仅49%的人群包括在均数±2SD范围内,因此血清药物浓度的临床监测只能作为药物干预和剂量调整的参考,使用时必须注意到个体化。例如:一个病人的某药物血清浓度在低于有效治疗窗时即有完全的临床反应,而另一个病人,同一种疾病,用同一种药物,可能需要血清浓度在治疗浓度范围以上,才能获得相同程度的阳性治疗反应。因此,血清药物浓度的治疗范围只能作为治疗的指导,最终必须通过临床反应来评价药物有效性。

体液中药物浓度测定有助于减少药物毒性反应,同时达到最理想的治疗效果,为评价疾病治疗过程或药物相互作用对药物分布的影响提供了有效方法。治疗性药物浓度监测并非对所有药物都是必须、必要和实用的。对药效学已较为清楚的药物,如利尿剂的利尿效果、抗高血压药降低血压作用等,并不需要常规监测血浓度。为了使药物监测具有临床价值,必须弄清"浓度-反应"或"浓度-毒性"之间的关系。病人年龄、疾病严重度均可能影响药物浓度、有效性及毒性之间的相关性。虽然大多数药物有"推荐"的治疗范围,只有有限的几种药物具有明确的药物血清浓度与效应的相关性资料。

应用血清药物浓度监测以指导治疗时,应首先了解该药物的药动学特性,以便确定用药后适当的采血时间及合理解释药物浓度和治疗反应。在治疗药物监测中,血药峰浓度通常指分布达平衡后所达到的高峰血浓度,因为这时的峰浓度才与靶部位的药物浓度动态平衡,从而反映药理效应强度。因此,用药时间与推荐的"高峰"取血样时间有一定的间隔。此外,许多药物的药动学和药效学受生物节律的影响,这种时间节律对药物分布的影响也是临床确定合适的给药和采血监测时间应考虑的问题。

第三节　小儿药物治疗的影响因素

小儿药物治疗的特点受体液的 pH、细胞膜的通透性、药物与蛋白质的结合程度、药物在肝脏内的代谢和肾脏排泄等多种因素的影响。

一、年龄对药物胃肠道吸收的影响

血管外使用的药物在进入全身循环并分布到作用部位前,必须穿过许多生理膜从而影响其吸收率。虽然一些益生菌不被吸收,一些营养成分可通过主动转运和促进扩散而吸收,但大多数药物在胃肠道经过被动扩散而吸收。病人的一些重要因素可影响胃肠道吸收药物的速率和吸收量,如消化道 pH、有无胃内容物及其种类、胃排空时间、胃肠动力情况等。这些过程均与儿童的年龄因素有关,而且具有高度变异性。在口服用药时应考虑下列因素:新生儿的胃液分泌、肠蠕动和胆汁分泌功能均较婴儿或儿童低下,胃排空时间较短;婴儿和儿童胃液分泌、肠蠕动和胆汁分泌功能正常,胃排空时间增加。尽管这些脏器的功能、容量有一个逐渐成熟过程,新生儿与小婴儿对大多数口服用药的生物利用度还是很好的。因此,不论什么时间,如有可能均应首选口服途径。口服法是最常用的给药方法,幼儿。一般用液体制剂如糖浆剂、合剂、冲剂等较合适,也可将药片捣碎后加糖水吞服,年长儿可用片剂、药丸或胶囊剂。小婴儿喂药时最好将小儿抱起或头略抬高,以免呛咳将药吐出。病情需要时可采用鼻饲给药。

二、肌内注射和经皮给药及影响因素

除口服外,另一种血管外用药途径是肌内注射。肌内注射法一般比口服法奏效快,对有明显呕吐等胃肠道用药不耐受者尤其适用。肌注的药物一般应当是水溶性、生理性 pH,以防沉淀并减少及减慢注射部位药物的吸收,避免吸收不规则。药物的脂溶性有利于药物向毛细血管扩散,为确保吸收人体循环,应保证有适当的局部血液灌流。在重危患儿,由于心排血量下降和呼吸道疾病,局部灌注不良,可影响药物的吸收。但肌注药物对小儿刺激大,常引起局部疼痛,肌内注射次数过多还可造成硬结,以及注射部位不当会引起局部臀肌挛缩、影响下肢功能等,临床应考虑这些问题。

　　皮肤是各种治疗药物和环境化学物质吸收的另一种重要器官。一种药物经皮肤吸收量直接与皮肤水化程度相关,而与角化层的厚度呈负相关。足月新生儿的皮肤作为一种功能性屏障虽比早产儿皮肤更有效,但其体表面积和体重之比比成人大3倍。因此,同样一种药物经皮肤应用,吸收人体循环的药物量(生物利用度),在新生儿比成人大三倍。如皮肤灌注良好,表面用药可成为新生儿用药的一种重要途径。皮肤外用药以软膏为多,也可用水剂、混悬剂、粉剂、贴剂或贴片等。要注意小儿用手抓摸药物,误经皮肤或入眼、口吸收引起意外。

三、静脉给药及影响因素

　　静脉给药是肠道外给药的最常用方法,能迅速达到有效血药浓度,对半衰期短的药物(如血管活性药物)可进行较灵活的剂量调节,尤其适用病情严重的患儿需迅速给药、昏迷或呕吐不能服药、消化道疾病不易吸收药物时。一般认为静脉给药迅速、完全,但并不一定恰当。静脉输入有效剂量所需时间取决于若干因素:静脉输入液体速度、药物注入的系统无效腔、药物稀释容量、静脉输液系统对药物的吸附等。由于大多数标准静脉输液系统包括延伸管都是为成人设计的,长度较长且容量较大,因此,相对来说,无效腔较大。如婴儿、儿童输液速度较慢,可引起明显的输入滞后。可采取几个步骤来减少婴儿、儿童的静脉给药问题,包括:标准化并记录总给药时间;记录用于输液管道和静脉给药的液体的容量与成分;间歇静脉注射药物的稀释和输注容量标准化;避免将输液管与其他同时输注但不同速度的液体混合连接;优先使用较大内径的静脉内置管;将液体挂在相对特定高度;应用低容量延伸管等。

四、其他方法

　　新生儿应用肺表面活性物质需通过气管内给药。小儿雾化吸入药物在临床较常用。灌肠法小儿采用不多,可用缓释栓剂。含剂、漱剂则很少采用。

第四节　小儿药物体内过程和治疗特点

一、药物吸收特点

　　小儿生长发育和成熟的变化使药物的生物利用度出现相应的变化。儿童成熟变化对药物吸收的影响程度取决于给药途径,并与所用药物的剂型有关。婴儿和年长儿大多数使用的液体剂型都是溶液剂,也有一些是混悬剂。一般来说口服剂型生物利用度高低的顺序为:溶液剂>混悬液>颗粒剂>胶囊剂>片剂>包衣片。药物静脉注射或滴注时,由于直接进入体循环,所以没有吸收过程。新生儿和婴幼儿心率较快,血液循环比成人快,静脉给药能更快地进入全身循环。肌内注射、皮下注射等血管外给药时,药物在吸收部位扩散,进入周围毛细血管或淋巴管,再进入血液循环。新生儿、婴幼儿因肌肉组织相对较少,低于年长儿,更低于成人,故肌注或皮下注射给药吸收不恒定。

二、药物分布

在选择起始负荷剂量或确定一种理想的药物剂量方案以达到要求的靶组织浓度时,需要了解药物的 Vd。一些药物的 Vd 在早产儿和足月儿之间或新生儿与婴儿、儿童、成人之间存在明显差异。这些差异与年龄因素相关,如体内水的含量与分布、蛋白结合特征、血流动力学因素(如心排血量、局部血流、膜通透性等)。体内水分的含量和分布的差异是不同年龄组之间 V_d 差异的主要原因。

药物与循环血浆蛋白结合的程度直接影响药物的分布特征。只有游离的药物才可能从血管内分布至其他体液和组织,并与受体结合、发挥作用。药物蛋白结合率显著影响 V_d、清除率和药理效应的强度,这种结合能力与年龄相关,表现在与血浆蛋白水平和相应结合位点的数量、亲和力常数、病理生理状况、内源性物质竞争结合血浆蛋白的存在与否相关。

白蛋白、α_1 酸性糖蛋白是血浆中重要的药物结合蛋白质。这些蛋白质的浓度受年龄、营养状况和疾病的影响。碱性药物和中性药物主要与 α_1 酸性糖蛋白、脂蛋白结合,而大多数酸性药物主要与白蛋白结合。婴儿期血清白蛋白、总蛋白浓度均较低,至 10～12 个月达成人水平。α_1 酸性糖蛋白也有类似的成熟过程,新生儿血浆中的浓度比母体血浆约低 3 倍,在 12 个月龄达到与成人相应的水平。

除年龄外,一些内源性物质存在于血浆中,可与血浆蛋白结合,并竞争药物结合位点。在新生儿时期,游离脂肪酸、胆红素等可竞争白蛋白结合位点,并影响游离与结合型药物浓度之间的平衡,可产生严重后果。临床上如药物蛋白结合率>80%～90%、药物清除率有限而 V_d 又较小时(常<0.15L/kg),发生蛋白结合位点的竞争替换,可导致游离血药浓度过高而引起不良反应。对早产儿和新生儿用药前先评价药物与胆红素竞争蛋白结合位点的能力,对预防胆红素脑病有一定的意义。

三、药物代谢

一旦药物分子存在于体内,就已开始清除。药物的清除率常用一些药动学参数描述,如清除率(clearance)或总清除率。药物的总清除率涉及体内所有清除机制。药物代谢的主要器官是肝脏,肾、小肠、肺、上腺、血液(磷酸酶、酯酶)和皮肤也可能代谢某些药物。对大多数药物(亲脂性弱酸或弱碱),生物转化使其成为极性更大的水溶性复合物,以利于药物从机体清除。虽然大多数药物的生物转化导致原药药理作用减弱或失活,但也有药物可转化成活性代谢产物或中间产物(如茶碱转化成为咖啡因)。另一方面,一些没有药理活性的原药可通过生物转化在清除前转化成为活性组分,即前体药物。

药物代谢酶通常可分为微粒体酶系和非微粒体酶系两大类,其中最重要的一族氧化酶被称为单加氧酶(monooxygenase)或细胞色素 P450(CYP),它是一个基因超家族,由一系列同工酶组成。根据所涉及的化学反应药物代谢可分为两类:Ⅰ相反应,主要参与氧化、还原、水解等过程;Ⅱ相反应:结合反应,如在葡萄糖醛酸转移酶的作用下,药物或经氧化、还原、水解代谢后的产物与葡萄糖醛酸结合,使其成为水溶性代谢产物,以便排出体外。在这些氧化酶系统中,对细胞色素 P450 系统已进行了大量深入的研究。不同的 CYP 亚型在生后不同发育期表达不同。例如:CYP 2E1 活性在生后数小时内即大量增加,接着 CYP 2D6 迅速能够被测出,

CYP 3A4 和 cYP 2C(CYP 2C9 和 CYP 2C19)在第一周出现,而 CYP 1A2 是肝脏最后出现的 CYP,在生后 1～3 个月才出现。某些药物,如卡马西平的清除取决于 CYP 3A4,儿童期此酶活性可高于成人。某些水解酶,如血液酯酶的活性在新生儿期也较低。血液酯酶对可卡因的代谢清除很重要,因而新生儿血浆酯酶活性的低下是新生儿可卡因代谢缓慢的原因。由于代谢产物的排泄在早产和足月儿相对较慢,对大婴儿、儿童或成人临床上并不重要的代谢产物积蓄现象在早产和足月儿就可能发生。如茶碱 N-甲基化成为咖啡因,后者在成人较易经代谢或通过肾脏排泄,但在早产儿因肝酶不成熟,不易使其代谢;同时肾脏排泄又较缓慢,结果易引起咖啡因明显蓄积和毒性反应。

临床上可通过了解药物体内过程来设计个体化给药方案。如早产儿、新生儿用常规剂量(每 24 小时 75～100mg/kg)氯霉素可引起致死性灰婴综合征,当调整剂量至每 24 小时 15～50mg/kg 以代偿肝葡萄糖醛酸转移酶活性不足,则可取得较好的临床效果,避免毒性作用的产生。

儿童代谢药物的最终能力可能受遗传调节,如肝脏的 UGT1A1 基因突变可引起药物代谢减慢,药物遗传倾向性可能为药物中毒高危病人提出重要的线索。

四、药物排泄

每个单位时间内肾小球滤过的药物量取决于肾小球的滤过率、肾血流量和血浆蛋白结合率。药物滤过量与蛋白结合率呈负相关,只有游离药物可能由肾小球滤过和排泄,肾血流量变异很大,出生时平均 12ml/min,5～12 月龄时达成人水平。足月婴儿 GFR 出生时 2～4mL/min,2～3 天时增加至 8～20ml/min,3～5 月龄时达成人水平。在 34 周胎龄前,肾小球滤过明显低下并增加缓慢。

第五节　其他方面

一、药物-药物相互作用

如果同一病人应用两种或两种以上药物,其药动学和药效学特征可能因其相互作用而改变。药物之间可通过若干不同机制发生相互作用,可根据体外药物相互作用、药动学和药效学分类。这些相互作用可能造成难以预料的临床效果或毒性反应。体外药物相互作用包括两种药物在注射针筒、输液管或肠道外液体制剂等应用前混合时被灭活。

如果一种药物的分布特性(吸收、分布、代谢、排泄或结合)受另一种影响,可发生药动学相互作用。这种相互作用可影响一个或多个方面,一种药物可能会减少吸收速率,但不减少总吸收量,或一种药物可竞争蛋白结合位点,但同时可延缓其从体内的排泄。如果两种药物竞争同一代谢位点,可发生代谢性药物间相互作用。

药物也可在药效学方面相互作用,竞争同一受体或同一生理系统,因而改变对药物治疗的反应。因儿科临床上产生药物相互作用的药物种类及数量及其不断增加,在多种药物同时应用时,应认真地评价它们的相互作用存在与否及其可能性,使药物达到最佳疗效,同时避免不良反应。

二、人乳中的药物

几乎所有药物在母亲应用后均可不同程度地分泌到乳汁中,并被乳婴摄取。一般来说,哺乳期应尽可能少用药,一些药物已被报道可对乳婴产生不良影响。但是,要求乳母停止一切需要的用药是不可能的或不合适的,如果对乳婴接受药物的剂量,或对婴儿可能的影响有疑问,可采母乳标本进行分析。

三、儿科处方

儿童因其处于不断的生长发育之中,与成人相比存在更多的不可预见因素影响药物的体内过程,因此,对儿科患者进行药物治疗时,不能简单地把儿童当成"缩微版"的成人,医师开具处方时必须确定使用最适合的药物、选择的剂量、给药间隔和给药途径正确,并注意药物的不良反应和相互作用。由于儿科患者可能无法准确描述身体不适,因此,需要医师具备更多的知识以正确地评价患者接受治疗的有效性与安全性,例如经验性的"两个三原则"指医师应当了解所使用药物的三种常见的不良反应和三种严重的不良反应,新开具一种药物时要知道该药物相互作用的发生率和严重程度等。

四、依从性

诸如口味、气味、颜色、黏稠度、给药间隔、不良反应、疗程、价格、病人或父母的受教育程度以及与医师、药师的交流效果等因素均可能影响病人对治疗方案的依从性。所谓治疗方案的依从性已越来越受到了儿科医生的重视,这与现代医学模式从生物—医学模式向生物—社会—心理模式转变有关。儿科医生在开出处方时,不但要考虑药物本身的疗效,还应考虑该治疗方案是否能被家长或患儿接受或实施。许多病人常不能持久服药,或故意或由于处方原因不服药,而且病人在家时并不按推荐治疗方案执行。儿童对治疗方案的依从性受其父母影响,只能通过教育其家人使其认识有关儿童疾病的本质、处方药物的作用及按医嘱执行的重要性,才可能最大限度地提高依从性。常常只有在使其家人详细了解了治疗的重要性,而且治疗对日常作息(尤其是睡眠习惯)影响轻微情况下,才会使依从性有所改善。

第六节　儿科药物选择

选择用药的主要依据是小儿年龄、病种和病情,同时要考虑小儿对药物的特殊反应和药物的远期影响。

一、抗生素

小儿容易患感染性疾病,故常用抗生素等抗感染药物。儿科工作者既要掌握抗生素的药理作用和适应证,更要重视其有害的一面。长期抗生素应用容易引起菌群失衡、体内微生态紊乱,引起真菌或耐药菌感染,造成医疗资源的浪费及毒副作用的增加(具体疾病的抗生素应用请参考相关章节。)

二、肾上腺皮质激素

肾上腺皮质激素具有抗炎、免疫抑制、抗过敏等效应,以及对心血管、血液、神经及内分泌系统的作用。短疗程常用于过敏性疾病、重症感染性疾病等;长疗程则用于治疗肾病综合征、血液病、自身免疫性疾病等。儿童在使用肾上腺皮质激素中必须重视的副作用有:①短期大量用药可掩盖病情,诱发和加重溃疡病,故诊断未明确时不用;②较长期使用可抑制骨骼生长,影响水、电解质、蛋白质、脂肪代谢,引起血压增高和库欣综合征、肾上腺萎缩等;③可降低免疫力使病灶扩散;④水痘患儿在激素应用后可出现出血性水痘或细菌感染,导致病情加重或死亡,故禁用。

三、其他药物

退热药、镇静止惊药、镇咳止喘药、止泻药等应用特点请参阅本书有关章节。

第二章 儿童营养性疾病

第一节 蛋白质-能量营养不良

蛋白质-能量营养不良(PEM)是因为食物中蛋白质和(或)能量供给不足或由于某些疾病等因素而引起的一种营养不良,在世界各地均有发生。主要表现为渐进性消瘦、皮下脂肪减少、水肿及各器官功能紊乱。严重的 PEM 可直接造成死亡,轻型慢性的 PEM 常被人们忽视,但对儿童的生长发育和疾病康复有很大影响,所以 PEM 是临床营养学上的重要问题。

【流行病学】

PEM 是发展中国家最常见的营养性疾病。轻、中度 PEM 的临床表现不如维生素或矿物质缺乏的症状明显,在婴幼儿中,表现为生长迟缓、体格瘦小;严重者易于识别,多呈现极度消瘦或水肿,智力发育迟钝,死亡率高。

1990 年,有关调查显示,根据年龄别体重低于参考值减 2 个标准差以下者,估计发展中国家 5 岁以下儿童每 3 人就有 1 人,相当于 1 亿 7 千 7 百万儿童患有或曾患有营养不良,其流行范围从美洲的 14％到南亚的 47％。自 1986 年开始,在我国 7 个省选择 18 个较贫困的地区连续 4 年对一万名左右的学龄前儿童进行营养状况调查。结果表明,他们主要表现为慢性营养不良,以 1～2 岁最为严重。世界卫生组织(WHO)提出的儿童生长迟缓发生率的参考值为 18.8％～78.1％,体重低下的发生率为 1.6％～49.1％;我国 7 省市的发生率分别为 12.4％～76.4％和 6.9％～44.3％,儿童消瘦的发生率也比 WHO 的参考值高 1～3 个百分点。在 2002 年第四次全国营养调查中发现:我国 5 岁以下儿童生长迟缓率仍高达 14.3％;农村儿童生长迟缓现象更高达 20.9％。上海儿童医学中心在 2000 年对 218 例小儿先天性心脏病患儿的营养调查中发现营养不良的发生率为 61％。

【病因】

根据引起蛋白质和能量缺乏的发病原因分为原发性和继发性两种。

(一)原发性蛋白质-能量营养不良

原发性蛋白质-能量营养不良是因食物中蛋白质和(或)能量的摄入量不能满足身体的生理需要而发生的。其主要原因为饮食不当和摄入不足,如婴儿期母乳不足,而未及时和正确地采用混合喂养;如奶粉配制过于稀释;未按时和适当添加辅食;骤然断奶,婴儿不能适应或拒绝新的食品。较大小儿常见饮食习惯不良,偏食或素食,多食糖果,厌食奶类、肉类、蛋类,长期食用淀粉样食品(如奶糕、粥),饮食中长期食物成分搭配不当,热能不够或蛋白质太少。以上原因均可造成摄入不够致热能-蛋白质不足。

（二）继发性蛋白质-能量营养不良

继发性蛋白质-能量营养不良多与疾病有关。主要由于食欲减低、吸收不良、分解代谢亢进、消耗增加、合成代谢障碍所致。多见于消化道感染（如迁延性腹泻、慢性痢疾、严重寄生虫感染等）、肠吸收不良综合征、消化道先天性畸形（如唇裂、腭裂、先天性肥厚性幽门狭窄等）、慢性消耗性疾病（如结核、肝炎、长期发热、恶性肿瘤等）等。

【病理生理】

由于热能和蛋白质供应不足，机体首先动用贮存的糖原，继而动用脂肪，出现脂肪减少。最后致使蛋白质氧化供能，使机体蛋白质消耗，形成负氮平衡。随着全身脂肪大量消耗和血浆蛋白低下，全身总液体量相对增多，使细胞外液呈低渗性。如有呕吐、腹泻，易出现低渗性脱水和酸中毒，出现低钠、低钾、低镁及低钙血症。重度营养不良对消化系统、心肾功能以及中枢神经系统均有影响。

（一）消化系统

胃肠黏膜变薄甚至萎缩，上皮细胞变形，小肠绒毛失去正常形态。胃酸减低，双糖酶减少。胰腺缩小，胰腺的分泌酶活性降低。肠蠕动减慢，消化吸收功能下降，菌群失调，易引起腹泻。

（二）心脏功能

严重病例引起心排血量减少，心率减慢，循环时间延长，外周血流量减少，心电图常常无特异性改变，X线示心脏缩小。

（三）肾功能

严重者肾小管细胞浑浊肿胀，脂肪浸润。肾小球滤过率和肾血流量减少，浓缩功能降低，尿比重下降。

（四）中枢神经系统

营养不良对大脑和智力发育有很大影响。营养不良如发生在脑发育的高峰期，将影响脑的体积和化学组成，使脑的重量减轻、磷脂减少。表现为想象力、知觉、语言和动作能力落后于正常儿，智商低下。

【临床表现】

临床上根据体重，皮下脂肪减少的程度和全身症状的轻重将婴幼儿营养不良分为轻度、中度和重度。重度营养不良在临床上又分为消瘦型（marasmus）、水肿型（kwashiorkor）及消瘦-水肿型（marasmus-kwashiorkor）。

Marasmus 是以消瘦为主要特征。儿童体重明显下降，骨瘦如柴，生长发育迟缓，皮下脂肪减少，皮肤干燥松弛，多皱纹，失去弹性和光泽，头发稀松，失去固有光泽，面若猴腮，体弱无力，缓脉，低血压，低体温，易哭闹。

Kwashiorkor 是以周身水肿为主要特征。轻者见于下肢、足背，重者见于腰背部，外生殖器及面部也见水肿。儿童身高可正常，体内脂肪未见减少，肌肉松弛，似满月脸，眼睑水肿，可出现易剥落的漆皮状皮肤病，指甲脆弱有横沟，表情淡漠，易激惹和任性，常发生脂肪肝。

单纯性蛋白质或能量营养不良较少见，多数病例为蛋白质和能量同时缺乏，表现为混合型蛋白质-能量营养不良，分类见表 2-1。

表 2-1 蛋白质-能量营养不良(PEM)的分类

严重程度	病程	主要缺乏的营养素
轻	急性	能量
中	慢性	蛋白质
重	亚急性	兼有两者

【诊断】

（一）病史

应详细询问喂养和饮食情况，采用回顾法了解患者的发病情况与饮食的关系，估算出一天蛋白质和热能的摄入量，对诊断有重要价值。

（二）临床表现

蛋白质-能量营养不良临床上有体重下降、皮下脂肪减少、全身各系统功能紊乱的症状和体征。

（三）体格测量

1995 年"全国提高儿童生命质量学术会议"决定我国也参照 WHO 关于儿童营养不良体格测量的评估标准：①体重低下(underweight)：根据年龄别体重，与同年龄、同性别正常参照值相比，低于中位数减 2 个标准差，但高于或等于中位数减 3 个标准差者为中度体重低下；低于中位数减 3 个标准差者为重度体重低下。此指标反映儿童过去和(或)现在有慢性和(或)急性营养不良，但单凭此项不能区别急性还是慢性营养不良。②生长迟缓(stunting)：按年龄和身高，与同年龄、同性别正常参照值相比，低于中位数减 2 个标准差，但高于或等于中位数减 3 个标准差者为中度生长迟缓；低于中位数减 3 个标准差者为重度生长迟缓。此指标主要反映过去或长期慢性营养不良。③消瘦(marasmus)：按身高和体重，与同年龄、同性别正常参照值相比，低于中位数减 2 个标准差，但高于或等于中位数减 3 个标准差者为中度消瘦；低于中位数减 3 个标准差者为重度消瘦。此指标反映儿童近期、急性营养不良。

（四）实验室检查

营养不良患儿的血糖、血胆固醇水平下降。蛋白质缺乏患儿的血清白蛋白和总蛋白值明显下降，当血浆总蛋白在 45g/L 以下、清蛋白<28g/L 时会出现水肿。血清前清蛋白、血清转铁蛋白和结合蛋白如甲状腺素结合前清蛋白、血浆铜蓝蛋白、维生素 A 醇结合蛋白等也减低，血尿素氮水平下降。伴贫血时，血红蛋白和红细胞计数减少。

（五）综合诊断

PEM 是一个复杂的临床综合征，目前尚无简单可靠的方法对各类型(尤其是亚临床类型)进行诊断，大多数需根据主要临床症状和人体测量参数进行综合评价。

【治疗】

营养不良的患者要采取综合措施，治疗原则为去除病因、调整饮食、补充营养物质、防治并发症、增进食欲、提高消化能力。

（一）去除病因

积极查清病因,治疗消化道疾病、慢性消耗性疾病、感染性疾病等,以去除病因。

（二）调整饮食、补充营养物质

要针对婴幼儿营养不良程度、消化道能力的强弱以及对食物耐受的情况进行调整,补充营养物质。轻度营养不良患儿的消化功能和食物耐受能力均接近正常小儿,在基本维持原有膳食的基础上,较早增加热能,添加含蛋白质和高热能的食物。能量供给可从 100～120kcal/(kg·d)开始,以后逐渐递增,当供给达到 140kcal/(kg·d),体重常获得满意的增长后,再恢复到正常小儿需要量。

中度和重度营养不良患儿的消化能力和食物耐受能力均较差,食欲低下甚至缺乏。热能供给要逐渐递增,对重度营养不良患儿更要缓慢递增。在增加的过程中,应观察小儿的胃纳情况及消化道症状,勿操之过急。能量供给可自 40～60kcal/(kg·d)开始,数天后增加至 60～100kcal/(kg·d),再逐渐增加至 120～140kcal/(kg·d),待食欲和消化功能恢复后,热量可再提高至 150～170kcal/(kg·d),以促进体重增长。如体重增长良好,体重与身高的比例接近正常,能量的供给应再恢复到每天正常生理需要量。食物的补充以蛋白质食物为主,脂肪和碳水化合物的补充也应逐渐补充,还应补充各种维生素和微量元素。

（三）并发症治疗

1.低血糖

常见于消瘦型患者。婴儿和儿童血糖低于 400mg/L,足月新生儿低于 300mg/L,早产新生儿低于 200mg/L,且伴有临床症状时,应立即静脉注射 25%或 50%浓度的葡萄糖 0.5g/kg以纠正血糖水平,低血糖症状一般可以得到改善。如神志仍不清,可重复一次,危险症状消除后,头 24 小时内可每小时供给加葡萄糖的饮食一次,头 12 小时每 4 小时测定血糖一次,观察恢复情况。一般此类患者采用少食多餐可以得到纠正。

2.低体温

低体温主要由于能量供应不足、体温调节体能障碍、环境温度低以及合并败血症所致。治疗方法主要是要保持环境温度(30～33℃),特别夜间温度不能降低,以暖水袋或其他方法包裹身体,可防止体温丢失。每 2 小时摄取含葡萄糖饮食一次。

3.贫血

是常见的临床症状。轻度贫血可通过饮食治疗,增加含铁丰富的食物摄入,如动物肝脏、动物血和红色肉类等;中度贫血需口服铁剂及维生素 C,也可根据体重注射铁剂;严重贫血则需输全血或红细胞。严重水肿型患者除了因贫血而出现虚脱或心力衰竭外,通常不宜输血。

（四）增进食欲、提高抵抗力

可补充胃蛋白酶、胰酶或多酶制剂以提高食欲和消化能力。蛋白同化类固醇如苯丙酸诺龙,有促进蛋白质合成、增进食欲的作用,但有轻度潴钠作用,宜在水肿消退后应用。锌具有提高味觉的阈值、增加食欲的作用。胰岛素的使用可以增加饥饿感,提高食欲。

【预防】

营养不良的预防至关重要,预防工作的重点应是加强儿童保健、进行营养指导、宣传合理的喂养知识、注意卫生、预防疾病。

（一）营养指导

大力鼓励母乳喂养，生后 4 个月内完全母乳喂养，4～6 个月应逐渐按需添加辅食。母乳不足者或不宜母乳喂养者应采取合理的混合喂养或人工喂养。不应该单独供给淀粉类或炼乳、麦乳精等喂养。对幼儿应注意食物成分的正确搭配，对偏食、挑食的习惯予以纠正。

（二）注意卫生、防治疾病

改善个人和环境卫生，防止急、慢性传染病的发生，注意食具的消毒，防止胃肠道疾病的发生，按期进行预防接种，对唇裂、腭裂、先天性肥厚性幽门狭窄进行及时处理。

（三）生长发育监测图的应用

定期测体重并在生长发育监测图上标出，将测量结果连成曲线，如发现体重增长缓慢、不增或下跌，应及时寻找原因，予以处理。

（四）合理安排生活制度

保证睡眠，适当的户外运动和身体锻炼，使小儿生活具有规律性。

第二节　维生素 A 缺乏症

维生素 A 族的原形化合物是全反式视黄醇，天然维生素 A 只存在于动物体内，并分两种类型：维生素 A_1（视黄醇）和维生素 A_2（3-脱氢视黄醇）。维生素 A 缺乏症是一种因体内维生素 A 缺乏引起的疾病，常伴随蛋白质-能量营养不良。

【流行病学】

维生素 A 缺乏是导致儿童严重视觉损害和失明的主要原因，同时也是增加儿童严重感染性疾病危险和死亡风险的主要原因之一，维生素 A 缺乏被世界卫生组织确认为四大营养缺乏病之一。本病好发于 6 岁以下婴幼儿，1～4 岁为发病高峰。据 WHO 报道，因维生素 A 缺乏，全世界每年有 50 万名学龄前儿童患有活动性角膜溃疡。

20 世纪 90 年代初，美国全国性营养调查结果表明，在 3～11 岁儿童中，血清维生素 A 水平低于 $20\mu g/dL$ 占 2.2%～6.1%，在 20～24$\mu g/dL$ 之间的占 7.8%～11.9%，在 25～30$\mu g/dL$ 之间的占 19.6%～28.7%。1991 年，Quito 营养调查表明：2% 的 1～5 岁儿童血清维生素 A 水平低于 $10\mu g/dL$，18% 低于 $20\mu g/dL$。同期菲律宾调查农村学龄前儿童，29% 的儿童血清维生素 A 低于 $20\mu g/dL$，6% 低于 $10\mu g/dL$。巴西于 1996 年调查学龄前儿童维生素 A 低于 $10\mu g/dL$ 高达 15.3%。可见发展中国家维生素 A 缺乏发病率高于发达国家。在我国，卫生部委托首都儿科研究所对 14 个省 42 个市县 8669 例 0～5 岁儿童于 1999 年 12 月～2000 年 3 月协作进行维生素 A 缺乏情况调查，结果显示，＜6 个月婴儿为 33.4%，2 岁以上儿童维生素 A 缺乏的发生率为 0.15%。亚临床型维生素 A 缺乏发生率较高，已成为儿童广泛的缺乏症之一而备受关注。据 WHO 统计，1995 年，全球近 2.51 亿儿童有亚临床型维生素 A 缺乏。据报道，我国为儿童亚临床型维生素 A 缺乏的国家，城市学龄前儿童亚临床型维生素 A 缺乏发生率约 20%，农村约 45%。

根据 2002 年 WHO 的报道，全球有 80 万儿童（1.4%）死于维生素 A 缺乏症，1.8% 的消耗性疾病也是由于维生素 A 缺乏症所造成的。调查显示,接近 1/2 的维生素 A 缺乏症和干眼症发生在非洲、南亚和东南亚地区。2000 年,南非的调查发现,有 1/3 的 0～4 岁儿童患维生素 A 缺乏症,在同年调查 3000 名死亡儿童中发现,28％的儿童死于因维生素 A 缺乏症导致的腹泻,23％死于因维生素 A 缺乏症导致的麻疹,21％死于因维生素 A 缺乏症导致的疟疾。维生素 A 缺乏症是该地区极其严重的公共卫生问题。2006 年,朝鲜光州调查显示,2.4％的儿童患维生素 A 缺乏症,42.3％患轻度维生素 A 缺乏症。印度于 2007 年进行的全国调查显示,每年有 52000 名儿童因维生素 A 缺乏症而导致失明。2006 年,中国疾病控制中心调查显示,我国 6 岁以下儿童维生素 A 缺乏症的发生率是 12.2％,严重维生素 A 缺乏症占 0.5％,1 岁以上儿童发病率最高的西部地区占 17.4％。

【发病机制及病因】

(一)摄入不足

初生时维生素 A 在肝脏中的贮存量很少。出生后维生素 A 的主要来源是食物。母乳中的维生素 A 含量丰富,一般母乳喂养的小儿不会发生维生素 A 缺乏症。故婴儿时期,应提倡母乳喂养,人工喂养时,须给含脂肪的牛乳,婴儿如果单靠炼乳、脱脂牛乳、豆浆、米粉等食品喂养,容易发生维生素 A 缺乏。早产儿肝脏内维生素 A 的贮存量更少,且脂肪吸收能力也有限,生长发育的速度又较快,故更容易发生维生素 A 缺乏症。如在疾病状态下,长期静脉补液未补充维生素 A;或因饮食受到限制,也将导致维生素 A 缺乏。

(二)吸收减少

维生素 A 缺乏可见于多种临床情况,如吸收障碍综合征、慢性腹泻、慢性痢疾、慢性肝炎、胆道梗阻、胆囊纤维化、钩虫病、肠道感染等均可影响维生素 A 的吸收。

(三)锌摄入不足

当锌缺乏时,维生素 A 结合蛋白、前清蛋白、维生素 A 还原酶都降低,使维生素 A 不能利用而排出体外,造成维生素 A 缺乏。Rahman 等证实锌的缺乏限制了维生素 A 的生物利用率,锌和维生素 A 的缺乏经常同时存在于营养不良的小儿,同时给予维生素 A 和锌的补充可以改善维生素 A 的缺乏。近来有报道指出,铁的不足对维生素 A 的利用也有影响。

(四)消耗增加

当小儿患结核、麻疹、水痘、肺炎以及高热时,维生素 A 的消耗增加,如此时未予及时补充,则造成维生素 A 的血浆浓度降低。

(五)利用障碍

如小儿患有肝脏、肾脏、甲状腺疾病、胰腺囊性纤维变性及蛋白-能量营养不良时,将导致血浆中视黄醇结合蛋白(RBP)代谢异常,导致维生素 A 缺乏。

【临床表现】

由于维生素 A 和维生素 A 原缺乏所引起的营养缺乏病,临床上首先出现暗适应能力下降,小婴儿此症状不明显,如不仔细观察,容易被忽视。首先由母亲发现,患儿在暗环境下安静,视物不清,行走、定向困难。数周及数月后出现结膜干燥症,结膜干燥,失去光泽,主要是由于结膜和附近腺体组织增生,分泌减少,继而发生干燥。在眼球巩膜近角膜缘外侧,由脱落的角膜上皮形成三角形白色泡沫状斑块称结膜干燥斑(Bitot 斑)。如果维生素 A 持续缺乏,将发生角膜干燥症,伴有畏光,随后发生视物变形。睑板腺肿大,并且沿着睑缘出现一串特征性的水泡,表面上皮的连续性遭到破坏,伴有非炎症性的溃疡形成和基质浸润,引起角膜软化、变性、溃疡甚至穿孔等损害,晶状体、虹膜脱出,造成整个眼睛的损害,通常为双侧性的,单侧发病少见。

维生素 A 缺乏也可引起皮肤的改变,开始时皮肤较正常干燥,以后由于毛囊上皮角化,发生角化过度的毛囊性丘疹,主要分布在大腿前外侧、上臂后侧,后逐渐扩展到上下肢伸侧、肩和下腹部,很少累及胸、背和臀。丘疹坚实而干燥,色暗棕,多为毛囊性,针头大至米粒大,圆锥形。丘疹的中央有棘刺状角质栓,触之坚硬,去除后留下坑状凹陷,无炎症,无主观症状,丘疹密集犹似蟾蜍皮,称蟾蜍皮病(phrynoderma)。皮疹发生在面部,可有许多黑头。患者毛发干燥,缺少光泽,易脱落,呈弥漫稀疏,指甲变脆,表面有纵横沟纹或点状凹陷。

维生素 A 缺乏对骨骼(特别是长骨)的伸长也有明显影响,使骨变得又短又厚。Huw 等人通过色层分析法测定维生素 A 浓度,证明维生素 A 浓度和体重以及 BMI 有明显的统计学意义,提示维生素 A 对儿童的生长发育有明显的影响。

维生素 A 缺乏时,对呼吸系统也有不同程度的影响,使气管及支气管的上皮细胞中间层的细胞增殖,变成鳞状、角化,并使上皮细胞的纤毛脱落,失去上皮组织的正常保护功能,容易发生呼吸系统的感染。

维生素 A 缺乏可使小儿的免疫力低下,容易反复出现感染;容易有精神障碍,甚至出现脑积水。

【实验室检查】

(一)视觉暗适应功能测定

维生素 A 缺乏症患者的暗适应能力比正常人差,但是其他因素也可引起暗适应能力降低,如视神经萎缩、色素性视网膜炎、睡眠不足等。

(二)血清维生素 A 水平测定

是评价维生素 A 营养状况的常用指标,也是最可靠的指标,正常值为 $300\sim500\mu g/L$,若低于 $200\mu g/L$ 为缺乏。

(三)血浆中视黄醇结合蛋白测定(RBP)

近来有人认为 RBP 与人体维生素 A 水平呈正相关,RBP 的含量可反映人体维生素 A 的营养水平。正常儿童的血浆 RBP 的含量为 $23.1mg/L$。

(四)维生素 A 的相对剂量反应试验

当血清中维生素 A 浓度在正常范围时,肝脏维生素 A 已有耗尽的可能,因此采用相对剂量反应(RDR)法间接评价个体体内维生素 A 的贮存量。口服 1000mg 维生素 A 棕榈酸,分别于口服前和口服后 5 小时测定血清维生素 A 浓度。若服后 5 小时的血清维生素 A 浓度增高幅度,即 RDR 率≥20%,表示肝脏内维生素 A 的贮存已处于临界状态。用此方法可以进一步确定亚临床状态维生素 A 缺乏。

【诊断】

仔细询问病史,如患者存在维生素 A 摄入不足,或者存在维生素 A 的吸收、利用障碍,或引起维生素 A 消耗过多的疾病,同时合并暗适应障碍、夜盲、结膜干燥、角膜软化或四肢伸侧有毛囊性角化丘疹,通过暗适应检查和血浆维生素 A 浓度的测定可基本做出诊断。WHO 推荐的诊断标准为:血清维生素 A<0.7μmol/L 为维生素 A 缺乏;0.7~1.4μmoL/L 为亚临床维生素 A 缺乏(维生素 A 存在不足);1.4~2.79μmol/L 为维生素 A 贮存充足。

若血清维生素 A 水平在正常低值,此时肝内维生素 A 的储存也可能已耗竭。在这种可疑的情况下,可采用敏感而可靠的相对剂量反应试验来进一步确定亚临床维生素 A 的缺乏。亚临床维生素 A 缺乏已成为儿童广泛的营养缺乏症而受关注。亚临床维生素 A 缺乏是指儿童因维生素 A 摄入不足导致的轻度维生素 A 缺乏,其特点是无典型的临床表现。

尽量做到尽早诊断、尽早治疗,防止严重后果的发生。

【治疗】

如患儿因为疾病引起维生素 A 缺乏,应首先去除病因,同时给予维生素 A 丰富的饮食。用维生素 A 治疗维生素 A 缺乏症,疗效迅速而有效。每天补充维生素 A 2.5 万 U(1U 的维生素 A=0.3μg 的视黄醇),口服或肌注均可,共 1~2 周(或大剂量 1 次 20 万 U),同时给予高蛋白饮食,以后再给予预防量。如有角膜软化则给水溶性维生素 A10 万 U,1 周后再给 20 万 U,然后给预防量。夜盲症可于治疗后数小时好转,干眼于 2~3 天后改善。必要时保持两眼清洁,使用抗生素眼膏,角膜溃疡者用 1%阿托品滴眼防止虹膜粘连。

【预防】

应提倡母乳喂养,对稍大的儿童,应及时添加含有维生素 A 的辅食,如鱼肝油、动物肝脏、肾脏、蛋黄、胡萝卜汁及番茄汁等,避免偏食,增加维生素 A 的摄入量,避免维生素 A 的缺乏。早产儿应适当早期添加维生素 A。如小儿因患有疾病而影响了维生素 A 吸收和利用时,应首先去除病因,然后及时补充维生素 A。

维生素 A 每天推荐摄入量婴儿期为 1500U,12 岁以下的儿童为 1500~2500U,如饮食中维生素 A 含量丰富,可不必另外补充维生素 A。

附:维生素 A 过多症

维生素 A 过多症,即维生素 A 中毒,根据发病情况,可分为急性中毒及慢性中毒两种。当血清维生素 A 浓度超过 5.1μmol/L(1500U/L)时出现中毒症状。

【急性中毒】

比较多见。由于短期内大量摄入维生素 A(剂量 I>20 万 U)所致。常表现为颅内压增高症状,如烦躁、恶心、呕吐、嗜睡、食欲减退、复视、视神经盘水肿,囟门未闭者则囟门饱满。

【慢性中毒】

由于长期较大剂量摄入维生素 A 所致,发生中毒所需的累积量及时间因人而异,一般平均摄入量大于 1.3 万 μg/d(5 万 U/d),常发生在因慢性皮肤疾病服药的患儿。一般摄入数周或数月后出现症状,主要表现为慢性症状,如食欲减退、体重不增、激怒、脂溢性皮炎、皮肤瘙痒、脱发、口唇皲裂、肝脾大和肝功能损害。骨骼症状明显,有骨痛,尤以长骨为主,可有转移性。软组织肿胀、压痛而无红热,常误为脓肿。骨骼 X 线显示骨皮质肥厚、骨膜下积液和骨膜分离,尤以长骨中段更为明显。

【处理】

一旦发现维生素 A 过多,应立即停服维生素 A 制剂及对症处理。急性中毒者,待停服维生素 A 1～2 天后症状缓解;慢性中毒者,待停服维生素 A,1～2 周后症状减轻或消失,但骨骼X 线表现需要 6 个月左右恢复正常。

第三节　维生素 D 缺乏性佝偻病

维生素 D 是维持高等动物生命所必需的营养素,它是钙代谢最重要的生物调节因子之一。维生素 D 一直被认为时时刻刻都在参与体内钙和矿物质平衡的调节。维生素 D 不足将导致维生素 D 缺乏性佝偻病,这是一种慢性营养缺乏病,主要见于 3 岁以下婴幼儿。17 世纪,Francis Glisson 教授和 Daniel Whistle 医生首先科学地描述了维生素 D 缺乏症,即佝偻病。它以维生素 D 缺乏导致的钙、磷代谢紊乱和骨骼的钙化障碍为主要特征。佝偻病发病缓慢,不容易引起家长的重视。佝偻病使小儿抵抗力降低,容易合并肺炎及腹泻等疾病,影响小儿生长发育。因此,必须积极防治。

【流行病学】

维生素 D 缺乏性佝偻病是儿童时期常见病,是我国患病率居第二位的小儿营养性疾病。在我国,经过长期、广泛和深入的防治工作,重症维生素 D 缺乏性佝偻病患儿的发病率已下降。

1977—1983 年间,我国于 26 省、市、自治区内普查 3 岁以下儿童 84901 人,全国平均患病率为 40.70%。其中北部地区患病率平均为 49.39%,中部地区平均为 33.11%,南部地区平均为 24.64%。这与 1957 年局部发病率的调查 79.60% 相比,几乎下降了 1/2,且重症佝偻病儿明显减少。1987 年,全国 9 省、自治区调查,3 岁以下小儿平均佝偻病患病率为 27.2%,又明显下降。我国最北部黑龙江省哈尔滨市的 3 岁以下小儿佝偻病发病率由 1977 年的 60.84% 渐降至 1991 年发 11.0%。2005 年,对上海市部分城区 0～6 岁小儿 821 名进行调查,小儿佝偻病患病率为 17.3%。

2003 年,对美国阿拉斯加 6～23 个月健康婴儿的调查报告显示:11% 的婴儿血清 25-(OH)D 水平<37nmol/L,为维生素 D 缺乏;20% 婴儿血清 25-(OH)D 水平 37～62nmol/L 为维生素 D 不足;30% 的婴儿纯母乳喂养,其血清 25-(OH)D 水平大多<37nmoL/L,为维生素 D 缺乏。2006 年,Ziegler 等对 84 名美国爱德华州母乳喂养婴儿的维生素 D 状况进行评估,结果显示 34 名未服用维生素 D 补充剂的婴儿中有 8 名(23%)在出生后 280 天的血 25-(OH)D 水平<27nmol/L。

【来源及生化代谢】

人体内的维生素 D 可从两个途径经皮肤内转化形成和经口摄入获得,即内源性与外源性两种。内源性维生素 D 是人体皮肤内的 7-脱氢胆固醇经日光中的紫外线照射后产生没有活性的维生素 D_3;外源性维生素 D 来自食物,如鱼、肝、蛋、乳类等含有较丰富的维生素 D_3。膳食中的维生素 D_3 在胆汁的协助下,在小肠内形成乳糜微粒被吸收入血浆,与内源性维生素 D_3

一起经维生素 D_3 结合蛋白(血浆内的一种 α-球蛋白)转运至肝脏。在肝内经 25-羟化酶的催化作用下氧化成为 25-羟基 D_3,此时,虽已具有抗佝偻病活性,但作用不强,再被转运至肾脏后,经 1-羟化酶的催化下,进一步被氧化成具有较强抗佝偻病活性的 $1,25(OH)_2$ 维生素 D_3,最后经血循环输送到相关靶器官而发挥其生理作用。

转运至小肠组织的 $1,25(OH)_2$ 维生素 D_3 先进入肠黏膜上皮细胞内,与细胞质中的特异性受体形成复合体,作用于核内染色质,诱发合成特异的钙结合蛋白,后者的作用是把肠腔表面的钙离子转运带人黏膜细胞,从而进入血液循环使血钙升高,促进骨中钙的沉积。除此以外,$1,25(OH)_2$ 维生素 D_3 对肾脏也具有直接作用,促进肾小管对钙和磷的重吸收,以减少钙和磷的丢失。

【病因】

(一)日光照射不足

$1,25(OH)_2$ 维生素 D_3 可由皮肤经日照产生,如日照不足,尤其在冬季,需定期通过膳食补充。此外,空气污染也可阻碍日光中的紫外线,人们日常所穿的衣服、住在高楼林立的地区、生活在室内、使用人工合成的太阳屏阻碍紫外线、居住在日光不足的地区等都影响皮肤生物合成足够量的维生素 D。对于婴儿及儿童来说,日光浴是使机体合成维生素 D_3 的重要途径。

(二)维生素 D 摄入不足

动物性食品是天然维生素 D 的主要来源,海水鱼(如鲱鱼、沙丁鱼)、动物肝脏、鱼肝油等都是维生素 D_3 的良好来源。从鸡蛋、牛肉、黄油和植物油中也可获得少量的维生素 D_3,而植物性食物中含维生素 D 较少。天然食物中所含的维生素 D 不能满足婴幼儿对它的需要,需多晒太阳,同时补充鱼肝油。

(三)钙、磷含量过低或比例不当

食物中钙、磷含量不足以及比例不当均可影响钙、磷的吸收。人乳中钙、磷含量虽低,但比例(2:1)适宜,容易被吸收,而牛乳钙、磷含量较高,但钙磷比例(1.2:1)不当,钙的吸收率较低。

(四)钙、磷、维生素 D 需要量增多

早产儿因生长速度快和体内储钙不足而易患佝偻病;婴儿生长发育快,对维生素 D 和钙的需要量增多,故易引起佝偻病;2 岁后因生长速度减慢,且户外活动增多,佝偻病的发病率逐渐减少。

(五)疾病

肝、肾疾病及胃肠道疾病影响维生素 D、钙、磷的吸收和利用。小儿胆汁淤积、胆总管扩张、先天性胆道狭窄或闭锁、脂肪泻、胰腺炎、难治性腹泻等疾病均可影响维生素 D、钙、磷的吸收而患佝偻病。

(六)药物

长期使用苯妥英钠、苯巴比妥等药物,可加速维生素 D 的分解和代谢而引起佝偻病。

【发病机制】

维生素 D 缺乏时,钙、磷经肠道吸收减少,低血钙刺激甲状旁腺激素分泌增多,甲状旁腺激素促进骨质吸收、骨盐溶解,同时甲状旁腺激素促进肾脏形成 $1,25(OH)_2$ 维生素 D_3,促进小肠对钙的吸收。因甲状旁腺激素抑制肾小管对磷的重吸收,相对促进钙的吸收,而使尿磷大量排出,尿钙趋于正常或稍偏低。但最终使骨样组织钙化过程发生障碍,甚至骨质溶解。成骨细胞代偿性增生,局部骨样组织堆积,碱性磷酸酶分泌增多,临床上产生一系列的骨骼改变和生化改变。

【病理改变】

佝偻病的主要病理改变是骨样组织增生、骨基质钙化不良。维生素 D 缺乏时,钙、磷沉积于骨受阻,成骨作用发生障碍,长骨干骺端的骨骺软骨中成熟软骨细胞及成骨细胞不能钙化而继续增殖,形成骨骺端骨样组织堆积,临时钙化带增厚,骨骺膨大,形成临床上常见的肋骨串珠、手镯、脚镯征等,使骨的生长发育停滞不前。长骨骨干因骨质脱钙,骨皮质为不坚硬的骨样组织代替,故骨干容易弯曲畸形,甚至发生病理性骨折。颅骨骨化障碍表现为颅骨软化,颅骨骨样组织堆积造成方颅和骨骼畸形。

【临床表现】

维生素 D 缺乏性佝偻病是婴幼儿中常见的营养缺乏症,多发生于 3 个月～2 岁的小儿,主要为骨骼的改变、肌肉松弛以及非特异性的精神神经症状。重症佝偻病患者可影响消化系统、呼吸系统、循环系统及免疫系统,同时对小儿的智力发育也有影响。

维生素 D 缺乏性佝偻病在临床上分为初期、激期、恢复期和后遗症期。初期和激期统称为活动期。

(一)初期

多数从 3 个月左右开始发病,此期以精神神经症状为主,患儿有睡眠不安、好哭、易出汗等现象,出汗后头皮痒而在枕头上摇头摩擦,出现枕部秃发。

(二)激期

除初期症状外,患儿以骨骼改变和运动功能发育迟缓为主。用手指按在 3～6 个月患儿的枕骨及顶骨部位,感觉颅骨内陷,随手放松而弹回,称乒乓球征。8～9 个月以上的患儿头颅常呈方形,前囟大及闭合延迟,严重者 18 个月时前囟尚未闭合。两例肋骨与肋软骨交界处膨大如珠子,称肋串珠。胸骨中部向前突出形似"鸡胸",或下陷成"漏斗胸",胸廓下缘向外翻起为"肋缘外翻"。会站、走的小儿由于体重压在不稳固的两下肢长骨上,两腿会形成向内或向外弯曲畸形,即"O"形或"X"形腿。

患儿的肌肉韧带松弛无力,因腹部肌肉软弱而使腹部膨大,平卧时呈"蛙状腹",因四肢肌肉无力,学会坐、站、走的年龄都较晚,因两腿无力容易跌跤。出牙较迟,牙齿不整齐,容易发生龋齿。大脑皮层功能异常,条件反射形成缓慢,患儿表情淡漠,语言发育迟缓,免疫力低下,易并发感染、贫血。

(三)恢复期

经过一定的治疗后,各种临床表现均消失,肌张力恢复,血液生化改变和 X 线表现也恢复正常。

(四)后遗症期

多见于 3 岁以后小儿,经治疗或自然恢复后临床症状消失,仅重度佝偻病遗留下不同部位、不同程度的骨骼畸形。

【诊断】

根据病史、症状、体征及血液生化学检查及骨 X 线检查的改变可做出诊断。对可疑病例应测定血钙、磷、碱性磷酸酶,同时摄骨 X 线片检查骨龄,血清 25-(OH)D$_3$ 和 1,25(OH)$_2$D$_3$ 在佝偻病活动早期就明显降低,血浆中 cAMP 浓度和尿的排泄量均增高,尿钙的测定也有助于佝偻病的诊断。

【治疗】

(一)一般治疗

坚持母乳喂养,及时添加含维生素 D 较多的食品(肝、蛋黄等),多到户外活动,增加日光直接照射的机会。激期阶段勿使患儿久坐、久站,防止骨骼畸形。

(二)补充维生素 D

初期每天口服维生素 D 125～250μg(5000～10000U),持续 1 个月后改为预防量。激期 250～500μg(10000～20000U)口服,连服 1 个月后改为预防量。

维生素 D 大剂量突击疗法:初期肌注 D$_3$ 7500μg(30 万 U),一般注射 1 次即可,同时停服维生素 D 制剂,1 个月后改预防量口服。激期肌注 D$_3$ 7500μg(30 万 U),根据病情,1 个月后可重复注射 1 次,再隔 1 个月改为口服预防量。

(三)补充钙剂

维生素 D 治疗期间应同时服用钙剂。

(四)矫形疗法

轻度骨骼畸形在治疗后或在生长过程中自行矫正。应加强体格锻炼,可做些主动或被动运动的方法矫正。例如,俯卧撑或扩胸动作使胸部扩张,纠正轻度鸡胸及肋外翻。严重者,4 岁后可考虑手术矫形。

【预防】

最好的预防是晒太阳。人体所需维生素 D 约 80%靠自身合成,有人测定,阳光直晒后,每平方厘米皮肤在 3 小时内能合成维生素 D 18U。据报道,婴儿预防佝偻病所需日光浴的时间为每周 30 分钟,穿衣不戴帽为每周 120 分钟。春夏季出生的孩子满月后就可抱出户外,秋冬季出生的孩子 3 个月也可抱出户外,开始每次外出逗留 10～15 分钟,以后可适当延长时间,如在室内应开窗。

正确喂养对预防也有重要意义,母乳喂养的婴儿自出生后 1 周开始每天补充维生素 D 400U,早产儿每天补充 800U。及时添加辅食,断奶后要培养良好的饮食习惯,不挑食、偏食,保证小儿各种营养素的需要。对早产儿、双胎儿、人工喂养儿,应用维生素 D 预防仍是重要方法。

附:维生素 D 过多症

长期大量服用或短期超量误服维生素 D 或对维生素 D 过于敏感,均可引起维生素 D 过多症,临床上出现以高钙血症引起的临床中毒综合征。中毒剂量个体差异很大,与维生素 D 的剂量、应用时间和给药途径有关。通常每天摄入维生素 D 3000～8000U,1～3 个月可出现中毒症状。

【临床表现】

主要系因血钙过高和钙盐沉积于身体各组织器官所致。最早症状为厌食,继之出现体重减轻、低热、精神不振、恶心、呕吐、顽固性便秘、嗜睡、表情淡漠,年长儿诉头痛,重者或晚期可出现高热、多尿、烦躁、脱水、昏迷、抽搐等症状。严重者可因高钙血症导致主动脉瓣钙化及狭窄、肾钙化及肾衰竭而致死。

【实验室检查】

血钙增高(>3.0mmoL/L),尿钙增加,尿蛋白阳性,血尿素氮增高。X线长骨摄片,临时钙化带过度钙化、密度增高、骨皮质增厚,骨小梁密度增高而模糊,其他组织器官可出现异位钙化灶。

【处理】

立即停用维生素D,处理高钙血症,限制钙盐摄入,给利尿剂加速钙的排泄,同时应用泼尼松或氢氧化铝抑制肠道对钙的吸收。亦可试用合成降钙素50～100U/d,皮下或肌内注射。注意水及电解质平衡。

【预防】

加强宣传使家长了解维生素D并非滋补药,应掌握用量及时间。

第四节　维生素K缺乏症

维生素K分为两大类:一类是脂溶性维生素K_1(从植物中提取)和K_2(从微生物中提取,也可由肠内细菌制造),另一类是水溶性维生素K_3和K_4(由人工合成),其中以K_1和K_2最为重要。维生素K是促进血液凝固的化学物质之一,是四种凝血蛋白(凝血酶原、转变加速因子、抗血友病因子和司徒因子)在肝内合成必不可少的物质。维生素K的缺乏将导致凝血功能失常而出现出血。维生素K缺乏症是由于维生素K缺乏引起的凝血障碍性疾病。

【流行病学】

维生素K缺乏是婴儿和新生儿出血性疾病的主要原因,其发病急,病死率高,严重危害婴儿健康,1991年城市颅内出血死亡率71.5/105,1993年为106.6/105。本病发病高峰年龄为4～8周,发病的男女比例为2.62:1,纯母乳喂养者占89%,92%患儿并发颅内出血;农村多于城市。根据死亡率推算:我国婴儿颅内出血每年死亡2.5万人。近几年来,随着母乳喂养率不断提高,母乳维生素K相对不足,可能导致婴儿维生素K缺乏,因此维生素K缺乏已是危害我国婴儿健康的严重疾病之一。

各地众多有关婴儿维生素K缺乏性出血症的研究表明,维生素K缺乏是世界性婴儿发病和死亡的重要原因。文献报告1981年日本厚生省组织全国性普查,其发病率为1/4000,母乳喂养儿为1/1700,而发展中国家较高,在0.6‰～3‰。1995年,Sutor等报道,该病病死率为19%～33%,21%～67%的患者遗留神经系统后遗症。1997年,首都儿科研究所和全国维生素K协作组在7省自治区调查了31 649名婴儿维生素K缺乏出血症的情况,其发生率为2.4‰。

【病因】

本病的发病原因是体内维生素 K 缺乏,使凝血因子Ⅱ、Ⅶ、Ⅸ、Ⅹ 在肝内合成不足,从而引起出血。

【分类】

(一)早发型

多见于新生儿出生后 24 小时内发病。在婴儿出生后第一小时内即可出现,可导致致命性出血。发病原因如下:

(1)母体缺乏维生素 K,维生素 K 经胎盘转运不足,经放射免疫方法检测大部分新生儿脐血中维生素 K 缺乏。

(2)孕期药物影响:母亲怀孕期间服用影响维生素 K 代谢及合成的药物能导致新生儿期维生素 K 缺乏。如果长期应用抑制肠道内细菌生长的药物,如广谱抗生素和肠道内不易吸收的磺胺类药物,能抑制肠道内寄生的非致病菌,减少肠道内维生素 K 的合成,导致维生素 K 的缺乏。摄入过量的维生素 A,也能抑制维生素 K_2 的肠内合成,并且因为维生素 K_1、K_2 均为脂溶性物质,其他脂溶性维生素(如 A 和 D)都能影响其吸收。口服抗凝药物(如双香豆素)的结构与维生素 K 相似,可与维生素 K 竞争,减少凝血酶原在肝脏内的合成;孕妇服用抗惊厥药物后,可经胎盘输送,并以类似抗凝药物的作用来抑制维生素 K 的生成,引起新生儿维生素 K 的缺乏。

(二)经典型

生后 2～3 天发病,早产儿可迟 2 周。其原因为:

1.单纯母乳喂养

母乳喂养是婴儿最佳的喂养方式已得到公认,应该大力提倡和推广,但由于人乳中含维生素 K 的量极低,平均为 $15\mu g/L$(牛奶中含量为 $60\mu g/L$)。故如单纯母乳喂养的婴儿未给予适当量的维生素 K 的补充,很容易导致维生素 K 的缺乏。据相关文献报道,90%以上的维生素 K 缺乏出血是发生在母乳喂养的婴儿中。

2.吸收利用功能不良

新生儿(特别是早产儿)胆汁分泌有限,且胆汁中胆酸含量低,脂肪及脂溶性维生素的吸收有限,影响维生素 K 的吸收;新生儿及早产儿肝脏功能未发育成熟,使凝血因子Ⅱ、Ⅶ、Ⅸ、Ⅹ 在肝内合成不足,以至维生素 K 依赖因子生成减少。

肠道细菌可合成一部分维生素 K,但新生儿出生时肠道内无细菌,维生素 K 合成减少。

(三)迟发型

多发生于出生后 1 个月。发病原因如下:

1.摄入不足

新生儿吃奶量少且母乳中维生素含量低,初乳中几乎不含维生素 K,如长期单纯母乳喂养,未及时添加辅食,未添加含维生素 K 丰富的蔬菜、水果,均可引起维生素 K 缺乏。

2.吸收不良

因慢性腹泻、溃疡性结肠炎、肠切除、囊性纤维化等疾病引起的小儿肠道吸收不良,均可引起维生素 K 吸收障碍;胆道阻塞、胆瘘等胆道梗阻性疾病、胆汁缺乏性疾病,也可影响维生素

K 的吸收。

3.利用障碍

新生儿肝炎、新生儿败血症及病毒感染等任何原因引起的肝脏损害均可影响维生素 K 依赖因子的合成。

4.合成减少

肠道细菌也可合成部分维生素 K,在婴儿于肠道菌落出现后,维生素 K 缺乏则明显减少,长期应用抗生素抑制肠道内的正常细菌的生长。

【临床表现】

临床上以出血为主要表现。早发型者可有头颅血肿和颅内、胸腔内出血。经典型者往往首发症状是脐带出血及胃肠道出血。脐部出血不能用脐带结扎不良来解释,轻者为渗血,重者则出血不止;胃肠道出血则表现为不同程度吐血和便血。其次是皮肤出血,多见于分娩时挤压处,轻者为瘀点和紫癜,重者可形成大片瘀斑和血肿;也可见于采血及注射部位、术后伤口处渗血不止。颅内出血少见,但早产儿由于毛细血管脆性增加,往往预后不良。迟发型者约 90%以上见于单纯母乳喂养儿,单纯母乳喂养儿维生素 K 缺乏性出血的机会是人工喂养儿的 15～20 倍,如合并腹泻、使用抗生素、肝胆疾病和长期禁食患儿更易发生,常见急性或亚急性颅内出血,以蛛网膜下隙、硬膜下、硬膜外出血为多见,脑室、脑实质出血少见,临床上有严重的中枢神经系统功能失常及颅内高压的表现,表现为高声尖叫、频繁呕吐、反复抽搐,严重的患儿可出现昏迷。同时可伴有出血性贫血。

【实验室检查】

凝血酶原时间延长,多数延长至正常对照的 2 倍以上,轻度维生素 K 缺乏只有凝血酶原时间延长,临床无出血倾向。陶土部分凝血活酶时间延长,凝血因子Ⅱ、Ⅶ、Ⅸ、Ⅹ因子活性明显降低,第Ⅶ因子首先降至最低,第Ⅶ因子减低后凝血酶原水平即下降但较缓慢,第Ⅸ、Ⅹ因子也有不同程度地减少。凝血酶原检测是维生素 K 缺乏的可靠证据。

如疑有颅内出血者应进行 B 超、CT 或 MRI 检查,以了解出血情况。必要时可行维生素 K 的检测。

【诊断】

根据病史、症状、体征及临床表现、辅助检查可做出诊断。

(一)详细询问病史

了解患儿的喂养情况及辅食添加情况。多见于单纯母乳喂养儿,生后 3 个月内的婴儿,未接受过维生素 K 预防。

(二)观察病情

新生儿出血症多见于出生后 1～7 天,以胃肠道出血为多见,病情较轻,凝血酶原时间延长,血小板、出血时间均正常,予维生素 K 治疗效果良好,数小时或 24 小时后出血倾向明显好转。

迟发性新生儿出血症,大多表现为颅内出血、烦躁不安、脑性尖叫、拒奶、嗜睡。体检发现前囟饱满,颅缝增宽,Moro 反射、觅食反射消失。不伴其他部位出血的患儿,易误诊为颅内感染,而迟发性新生儿出血症表现为突然起病,无明显感染中毒症状,贫血发展迅速而严重,故可与颅内感染相鉴别。辅助检查也有助于该诊断,脑脊液检查呈现均匀一致的血性和皱缩红细胞,但脑脊液检查正常也不可以完全排除此病,且病情危重者不宜进行该项检查。进行 B 超、CT 及 MRI 检查有助于诊断,不仅可确定出血部位、范围,还可随访疗效,进行预后判断。

【治疗】

有出血现象时,应立即注射维生素 K 2mg,可迅速改善出血,胃肠道出血者应暂禁食,给予静脉营养支持,止血后应根据适当情况纠正贫血,严重者可输全血或血浆 10~20mL/kg。

如有颅内出血,首先要加强护理,保持安静,维持通气,抬高头肩部,推迟喂奶,控制补液;如有高声尖叫、频繁呕吐、反复抽搐等表现,应对症止惊,降低颅内压,恢复脑细胞功能;同时要及时止血、纠正贫血。严重者可手术清除血肿。

【预防】

预防新生儿维生素 K 缺乏症应从孕妇开始,分娩前数周即可口服维生素 K 20mg,能预防新生儿维生素 K 缺乏所致的低凝血酶原血症。乳母应多吃蔬菜、水果以提高乳汁中维生素 K 的含量。自从 1961 年美国儿科学会营养委员会提出所有新生儿应在出生后肌内注射维生素 K_1 0.5~1mg 作为预防新生儿出血以来,维生素 K_1 用来预防和根治新生儿维生素 K 缺乏性出血已在许多国家得到广泛应用。荷兰 Coinelissen EA 等人实验证明,在新生儿出生后 3 个月内,每周口服维生素 K 1mg 可有效纠正维生素 K 缺乏且不会引起维生素 K 在体内的积聚。加拿大儿科协会建议足月产的新生儿应在出生后 6 小时内口服或肌注维生素 K 1mg;早产儿、低体重儿及难产儿均需在产后 6 小时内肌注维生素 K1mg;因脂肪吸收不良而有迟发性出血性疾病危险性的新生儿需每天口服维生素 K 1mg 或每月肌注维生素 K 一次以预防维生素 K 缺乏性出血症。我国林良明等于 2002 年报道中国 7 省协作对 19751 例活产婴儿进行对照研究发现,采用给婴儿出生后口服维生素 K_1 2mg,以后每隔 10 天 1 次,服满 3 个月,共 10 次,对预防维生素 K 缺乏性出血有相当好的效果。

第三章　儿科呼吸系统疾病

第一节　支气管疾病

一、急性支气管炎

（一）诊断

（1）多先有上呼吸道感染症状，咳嗽、咳痰。可有发热，有时伴有呕吐、腹泻、腹痛。

（2）肺部呼吸音粗糙，可闻及干啰音，或不固定的粗中湿啰音。

（3）胸片检查可正常，或肺纹理增多或肺门影增浓。

（4）白细胞总数增高表明为细胞感染，正常或偏低伴分类淋巴细胞增多一般为病毒感染，痰培养、痰涂片做免疫荧光检查，可协助确定病原。

（二）治疗

1.一般治疗

休息，发热期以流质或软食为主，经常变换体位、多饮水，使呼吸道分泌物易于咳出。

2.抗感染治疗

（1）抗生素治疗：由于病原体多为病毒，一般不采用抗生素。怀疑有细菌感染者则可用青霉素类或头孢菌素类，如系支原体感染，则应予以大环内酯类抗生素。若青霉素类过敏，可选择磷霉素、红霉素、复方磺胺甲噁唑分散片等。

（2）抗病毒治疗：利巴韦林、干扰素、阿昔洛韦、板蓝根等。

3.对症治疗

（1）发热：可予头部温热湿敷、温水浴；退热剂：布洛芬、百服宁、酚麻美敏等选其一种。

（2）化痰止咳：如复方甘草合剂、急支糖浆或氨溴索等，痰液黏稠者可用10％氯化铵、高渗盐水雾化吸入有助于排痰。

（3）止咳平喘：对喘憋严重者，可雾化吸入布地奈德悬液2ml＋沙丁胺醇（0.03ml/kg），一般为每日2次，严重可6～8h吸入。喘息严重者可短期使用全身糖皮质激素，如琥珀酸氢化可的松（HCSS）5～10mg/kg，分2次静脉滴注。

4.抗过敏

使用抗过敏药物如富马酸酮替芬、氯雷他定糖浆等可改善咳嗽症状。

二、喘息性支气管炎

泛指一组有喘息表现的婴幼儿急性支气管感染。其特点为：①多见于3岁以下，常有湿疹或其他过敏史。②有类似哮喘的表现，如呼气性呼吸困难，肺部叩诊呈鼓音，听诊双肺满布哮鸣音及少量粗湿啰音。③部分病例复发，大多与感染有关。④近期预后大多良好，到了3～4

岁发作次数减少,渐趋康复,但少数有过敏性体质儿童可发展成为支气管哮喘。目前有学者认为喘息性支气管炎实际是婴儿哮喘的一种表现,部分病例可发展为支气管哮喘。

（一）诊断

(1)多见于 3 岁以下,常继发于上呼吸道感染后,部分伴中低发热。

(2)有咳嗽、咳痰、喘息。

(3)呼气延长,肺部可闻及哮鸣音,或少许不固定粗、中湿啰音。

(4)有反复发作倾向。

(5)部分患儿有 IgE 升高、血过敏性检测阳性或皮肤点刺试验阳性。

(6)X 线检查:肺纹理增多,可见肺气肿。

（二）治疗

1.一般治疗

抗感染治疗同支气管炎。

2.平喘药

沙丁胺醇、氨茶碱、泼尼松,必要时琥珀酸氢化可的松静滴。

3.雾化吸入

可雾化吸入布地奈德悬液 2ml＋沙丁胺醇(0.03ml/kg),一般为每日两次,严重可每 6～8h 吸入一次。

4.喘憋严重适当应用镇静剂

血管活性药物酚妥拉明每次 0.3～0.5mg/kg,每 8h 一次或每 12h 一次,有心力衰竭表现时应用毛花苷 C 或地高辛。

三、气管肺炎

（一）诊断

1.临床表现

(1)一般病例:

1)发热、咳嗽、气促。

2)肺部呼吸音粗糙,可闻及固定中、细湿啰音,重者可有鼻翼扇动、点头样呼吸、口唇发绀、三凹征阳性。

(2)重症肺炎:重症肺炎由于严重的缺氧及毒血症,除呼吸系统改变外,可发生循环、神经和消化系统功能障碍。

1)肺炎合并心衰:①呼吸困难突然加重,呼吸>60 次/分。②心率加快,婴儿>180 次/分,幼儿>160 次/分。③极度烦躁不安,面色苍白或发绀,经过镇静吸氧不能缓解。④肝脏迅速增大,短期内大于 2cm,质地充实。⑤心音低钝、奔马律、颈静脉怒张。⑥少尿或双下肢水肿。

2)肺炎合并中毒性脑病:①烦躁、嗜睡。②双眼凝视、惊厥、昏迷。③前囟隆起,脑膜刺激征阳性。④严重颅内高压出现呼吸不规则、脑疝。

肺炎伴中毒性肠麻痹、消化道出血:发生中毒性肠麻痹时表现为严重腹胀、膈肌升高,加重了呼吸困难,听诊肠鸣音消失,重症患儿还可呕吐咖啡样物,大便潜血阳性或柏油样便消化道出血表现。

发生 DIC 时,可表现为血压下降,四肢凉,脉速而弱,皮肤、黏膜及胃肠道出血抗利尿激素异常分泌综合征(syndrome of inappropriate-cretion of antidiuretichormone,SIA.DH):表现为全身凹陷性水肿,血钠≤130mmol/L,血浆渗透压<270mOsm/L,尿钠≥20mmol/L,尿渗透压高于血渗透压。血清抗利尿激素(ADH)分泌增加。若 ADH 不升高,可能为稀释性低钠血症。

2.并发症

早期合理治疗者并发症少见。若延误诊断或病原体致病力强者可引起并发症,如脓胸、脓气胸、肺大泡等。

(1)脓胸(empyema):常由金黄色葡萄球菌引起,革兰氏阴性杆菌次之。临床表现为:高热不退;呼吸困难加重;患侧呼吸运动受限;语颤减弱;叩诊呈浊音;听诊呼吸音减弱,其上方有时可听到管性呼吸音。当积脓较多时,患侧肋间隙饱满,纵隔和气管向健侧移位。胸部 X 线(立位)示患侧肋膈角变钝,或呈反抛物线阴影。胸腔穿刺可抽出脓汁。

(2)脓气胸(pyopneumothorax):肺脏边缘的脓肿破裂与肺泡或小支气管相通即造成脓气胸。表现为突然出现呼吸困难加剧,剧烈咳嗽,烦躁不安,面色发绀。胸部叩诊积液上方呈鼓音,听诊呼吸音减弱或消失。若支气管破裂处形成活瓣,气体只进不出,形成张力性气胸,可危及生命,必须积极抢救。立位 X 线检查可见液气面。

(3)肺大泡(pneumatocele):由于细支气管形成活瓣性部分阻塞,气体进得多、出得少或只进不出,肺泡扩大,破裂而形成肺大泡,可一个亦可多个。体积小者无症状,体积大者可引起呼吸困难。X 线可见薄壁空洞。

以上 3 种并发症多见于金黄色葡萄球菌肺炎和某些革兰氏阴性杆菌肺炎。

4.几种不同病原体肺炎诊断要点

(1)金黄色葡萄球菌肺炎(staphylococcal aureus pneumonia):①多有前驱化脓感染存在。②起病急,病情进展迅速,中毒症状重,多呈弛张高热,咳嗽、气促、呻吟。③可有荨麻疹、猩红热样皮疹。④易并发脓胸、脓气胸、肺大泡。X 线检查:胸部 X 线或胸部 CT 可有小片状影,病变发展迅速,甚至数小时内可出现小脓肿、肺大泡或胸腔积液,因此在短期内应重复摄片。

(2)腺病毒肺炎:为腺病毒(ADV)感染所致,最常见的血清型为 3、7 型,其次为 11、21 型。ADV 肺炎曾是我国小儿患病率和死亡率最高的病毒性肺炎,占 20 世纪 70 年代前病毒性肺炎的第一位,死亡率最高曾达33%,现被 RSV 肺炎取代为第一位。本病多见于 6 个月至 2 岁小儿,冬春季节多发。临床特点为起病急骤、高热持续时间长、中毒症状重、啰音出现较晚、X 线改变较肺部体征出现早,易合并心肌炎和多器官衰竭。症状表现为:①发热:可达 39℃ 以上,呈稽留高热或弛张热,热程长,可持续 2～3 周。②中毒症状重:面色苍白或发灰,精神不振,嗜睡与烦躁交替。③呼吸道症状:咳嗽频繁,呈阵发性喘憋,轻重不等的呼吸困难和发绀。④消化系统症状:腹泻、呕吐和消化道出血。⑤可因脑水肿而致嗜睡、昏迷或惊厥发作。体检发现:①肺部啰音出现较迟,多于高热 3～7d 后才出现,肺部病变融合时可出现实变体征。②肝脾增大,由于网状内皮系统反应较强所致。③麻疹样皮疹。④出现心率加速、心音低钝等心肌炎表现;亦可有脑膜刺激征等中枢神经系统体征。X 线特点:①肺部 X 线改变较肺部啰音出现早,故强调早期摄片。②大小不等的片状阴影或融合成大病灶,甚至一个大叶。③病灶吸收较慢,需数周或数月。

(3)毛细支气管炎:又称急性感染性细支气管炎,常见病毒为呼吸道合胞病毒、副流感病毒(Ⅰ、Ⅱ、Ⅲ)、流感病毒、鼻病毒、腺病毒、人类偏肺病毒或肺炎支原体感染所致,最常见为呼吸道合胞病毒肺炎简称合胞病毒肺炎,RSV 只有一个血清型,但有 A、B 两个亚型,我国以 A 亚型为主。本病多见于婴幼儿,尤多见于 6 周至 6 个月婴儿。轻症患者表现为发热、呼吸困难等症状;中、重症者呼吸困难较明显,出现喘憋、口唇发绀、鼻扇及三凹症,早产儿、先天性心脏病、营养不良儿易出现心力衰竭、感染中毒性脑病、呼吸衰竭。发热可为中、低度热或体温正常。肺部听诊早期多哮鸣音,恢复期可闻及中、细湿啰音。X 线表现为两肺可见小点片状、斑片状阴影,或不同程度的肺气肿。

(4)肺炎支原体肺炎(mycoplasma pneumonlae pneunonia,MPP):是学龄期儿童及青年常见的一种肺炎,近年来发病有低龄化倾向,婴幼儿亦不少见。本病全年均可发生,占小儿肺炎的 10%～20%,流行年份可达 40%～60%,一般每 4～6 年出现一个流行峰。肺炎支原体是一种介于细菌和病毒之间的微生物,无细胞壁结构。①起病缓慢,潜伏期 2～3 周,病初有全身不适、乏力、头痛。2～3d 后出现发热,体温常达 39℃左右,可持续 1～3 周,可伴有咽痛和肌肉酸痛。②咳嗽为本病突出的症状,一般于病后 2～3d 开始,初为干咳,后转为顽固性痉挛性、刺激性剧咳,常有黏稠痰液,偶带血丝,少数病例可类似百日咳样阵咳,可持续 1～4 周。③肺部体征多不明显,甚至全无。少数可听到干、湿啰音,但很快消失,故肺部体征轻与剧咳及发热等临床重相互矛盾,肺部体征与胸部 X 线改变相互矛盾,临床发热咳嗽重与感染中毒症状轻相互矛盾,呈现三对矛盾现象,故既往称为非典型肺炎。婴幼儿起病急,病程长,病情较重,表现为呼吸困难、喘憋、喘鸣音较为突出,肺部啰音比年长儿多。④部分患儿可有溶血性贫血、脑膜炎、心肌炎、肾炎、吉兰-巴雷综合征等肺外表现。本病的重要诊断依据为肺部 X 线改变。其特点可呈支气管炎的改变,常为单侧性,以右肺中下肺野多见。也可为间质性肺炎的改变,两肺呈弥漫性网状结节样阴影。甚至为均匀一致的片状阴影与大叶性肺炎改变相似者。其他 X线发现可有肺门阴影增浓和胸腔积液。上述改变可相互转化,有时一处消散,而另一处又出现新的病变,即所谓游走性浸润;有时呈薄薄的云雾状浸润影。血 MP-IgM 抗体出现在病程 7～10d,可持续到 4 周,小于 5 岁儿童抗体滴度低,短期需复查。

(5)衣原体肺炎:是由衣原体引起的肺炎,衣原体有沙眼衣原体(CT)、肺炎衣原体(CP)、鹦鹉热衣原体及家畜衣原体。与人类关系密切的为 CT 和 CP,偶见鹦鹉热衣原体肺炎。

沙眼衣原体肺炎:①主要见于婴儿,多为 1～3 个月小儿。②起病缓慢,多不发热或仅有低热,一般状态良好。③开始可有鼻塞、流涕等上感症状,半数患儿有结膜炎。④呼吸系统主要表现为呼吸增快和具有特征性的明显的阵发性不连贯的咳嗽,一阵急促的咳嗽后继以一短促的吸气,但无百日咳样回声。阵咳可引起发绀和呕吐,亦可有呼吸暂停。⑤肺部偶闻及干、湿啰音,甚至捻发音和哮鸣音。⑥X 线可显示双侧间质性或小片状浸润,双肺过度充气。CT 肺炎也可急性发病,迅速加重,造成死亡,有报告 89 例 CT 肺炎中猝死 3 例。

肺炎衣原体肺炎:①多见于学龄儿童。②大部分为轻症,发病常隐匿。③无特异性临床表现,早期多为上感症状,咽痛、声音嘶哑。④呼吸系统最多见的症状是咳嗽,1～2 周后上感症状逐渐消退而咳嗽逐渐加重,并出现下呼吸道感染征象,如未经有效治疗,则咳嗽可持续 1～2个月或更长。⑤肺部偶闻及干、湿啰音或哮鸣音。⑥X 线可见到肺炎病灶,多为单侧下叶浸润,也可为广泛单侧或双侧性病灶。

5.X 线检查

支气管肺炎表现为斑片状阴影,以中内带多见;金黄色葡萄球菌肺炎为浸润性融合病灶,其间有小脓肿,可出现多发性肺大泡;腺病毒肺炎表现为局部片状实变影及病灶周围肺气肿;毛细支气管炎以小片阴影、支气管周围炎及不同程度肺气肿为特点;典型支原体肺炎表现为以肺门为中心、沿支气管走行的云雾状游走性阴影,以单侧多见;大叶性肺炎为大片状密度增高影,多沿肺叶分布。

6.实验室检查

(1)血常规:病毒性感染血白细胞总数正常,分类中淋巴细胞占优势;细菌性感染血白细胞总数及中性粒细胞升高。

(2)咽拭子培养、血培养。

(3)血清抗体测定:如 MP-Ab,ADV-Ab,RSV-Ab 等。

(4)有中毒性脑病表现时应做脑脊液检查。

(二)治疗

1.一般治疗

同支气管炎。

2.抗感染

病因不明可选择青霉素、氨苄西林、第四代头孢菌素中一种加利巴韦林、干扰素等;疑为金黄色葡萄球菌肺炎选择苯唑西林、万古霉素[30~40mg/(kg·d)];腺病毒肺炎、毛细支气管炎可加用干扰素、利巴韦林;肺炎支原体肺炎可选红霉素 30~50mg/(kg·d),连用 7~10d,热退后改口服阿奇霉素或克拉霉素,疗程共计 2~3 周。

3.对症治疗

(1)缺氧:给氧,可用鼻塞、口罩、头罩或氧帐,有呼衰时,呼吸机给氧。

(2)退热、止咳、平喘:同支气管炎。

(3)肺炎合并心衰:

1)半卧位,吸氧、镇静、止咳。

2)强心药:毛花苷甲或毒毛花苷。

3)利尿剂:呋塞米每次 1mg/kg 静注、氢氯噻嗪等。

(4)肺炎合并中毒性脑病:

1)激素:地塞米松(每次 0.25mg/kg,每 6 小时一次)

2)呋塞米:每次 0.5~1mg/kg,每 8~12 小时一次。

3)甘露醇:每次 0.25~0.5g/kg,每 6 小时一次,心衰时慎用或加用毛花苷甲。

4)镇静止痉:地西泮(每次 0.2~0.3mg/kg,静注,一次不超过 10mg)或水合氯醛灌肠、苯巴比妥钠肌注。

(5)肺炎合并中毒性肠麻痹:

1)2%肥皂水灌肠。

2)新斯的明 0.03~0.04mg/kg 肌注或皮下注射。

3)酚妥拉明每次 0.5～1mg/kg,静脉滴注。

4)肛管排气。

5)低钾者补钾。

4.激素治疗

中毒症状严重、休克、超高热、喘憋严重、中毒性脑病时短期应用。

5.中医中药

辨证论治。

6.物理治疗

病程较长、啰音经久不消可体疗或理疗。

7.并发症处理

并发脓胸、脓气胸、自发性气胸者给穿刺排脓、排气或胸腔闭式引流。

8.液体治疗及支持治疗

70～90ml/(kg·d),心衰 60～80ml/(kg·d),1/4 张含钠液。酌情输血浆或丙种球蛋白。

第二节　肺脓肿

肺脓肿(lung abscess)是化脓性细菌感染所致的肺化脓症。可见于各年龄组小儿,以继发于肺炎者为多见,亦可由于呼吸道异物吸入或继发于败血症及邻近组织化脓病灶的直接蔓延所致(如肝阿米巴或膈下脓肿等),此外肺囊肿、肺部肿瘤或异物压迫也可继发肺化脓性感染。病原菌以金黄色葡萄球菌、厌氧菌常见,其他细菌包括肺炎链球菌、流感嗜血杆菌、大肠杆菌、克雷白杆菌、铜绿假单胞菌和厌氧菌等。肺吸虫、蛔虫、阿米巴、真菌感染也可引起肺脓肿。原发性或继发性免疫功能低下和免疫抑制剂应用均可促其发生。急性期如积极治疗多数可以治愈,超过 3 个月则脓腔周围纤维组织增生,洞壁增厚,称为慢性脓肿。

一、临床表现

1.症状

起病较急,多数有高热、畏寒,热型不一,以间歇热或弛张热最为常见,可伴寒战、常有咳嗽、呼吸急促、面色苍白、乏力盗汗、精神不振、食欲缺乏、体重下降等;年长儿可诉胸痛,病初可咳出少量痰液,随着病变的进展脓肿与支气管相通,咳嗽加重并咳出大量臭味脓痰,有时痰中带血甚至大量咯血。痰量多时收集起来静置后可分三层:上层为黏液或泡沫,中层为浆液,下层为脓块或坏死组织。病变发展快时可形成张力性脓气胸及支气管胸膜瘘。

2.体征

多有中毒症状或慢性消耗表现。脓肿早期可因病变范围小,位置较深,常无异常体征。脓肿形成后,其周围有大量炎性渗出,局部叩诊可呈浊音或实音,语颤增强,呼吸音减弱,脓痰咳出后如脓腔较大,已与支气管相通时,叩诊可呈空瓮音,听诊可闻管状呼吸音,严重者可出现呼吸困难、发绀、数周后可出现杵状指(趾)等。如有支气管胸膜瘘则可出现脓胸或脓气胸的相应体征。

3.实验室检查

急性期外周血白细胞数及中性粒细胞数有明显增高,可有核左移。慢性期白细胞数增高不明显,可有贫血、血沉增快。痰培养或涂片可获致病菌,脓痰下层部分镜下见弹力纤维。

4.X 线检查

早期胸部 X 线摄片显示片状致密阴影,边缘不清。脓腔形成后,若脓液经支气管咯出,胸片可见空洞,内见液平面,周围为炎性浸润影。脓肿可单发或多发。慢性肺脓肿则以厚壁空腔为主要表现,周围为密度增高的纤维索条。异物吸入引起者,则以两下肺叶多见。

5.纤维支气管镜检查

对异物吸入所致的肺脓肿,可取出异物,也可以取脓液进行细菌培养或将抗生素注入脓腔治疗。

二、诊断要点

除根据上述病史、症状、体征和实验室检查资料外,主要依靠 X 线后前位及侧位胸片示片状致密阴影或空洞其内有液平面,同时可以测定脓肿的数目、大小及部位。空洞边缘较厚,其周围的组织有炎性浸润,脓肿的大小比较稳定,在短时间内改变不大。B 型超声、CT 检查可协助鉴别肺脓肿和脓胸。本病应与肺大泡、先天性肺囊肿、支气管扩张继发感染及包裹性脓胸、肺结核相鉴别。

三、治疗

1.抗生素治疗

在一般抗细菌感染用药的基础上,根据临床疗效及细菌培养和药物敏感试验,选用合适的抗生素,疗程 4～6 周,必要时适当延长。除全身用药外,又可用抗生素液雾化吸入。亦可自气管滴注抗生素,使在脓腔内达到较高的药物浓度。

2.痰液引流

痰液引流是重要的治疗手段。常用方法:①引流前先做雾化投入并口服祛痰剂,鼓励咳嗽,轻拍背部,使痰液易于排出。根据病变部位,进行体位引流,每日 3 次。②引流不畅或治疗效果不佳时,可作支气管镜检查吸出脓痰并注入抗生素,将纤维支气管镜插至病变部位的支气管开口处吸痰,常规送细菌培养、结核菌和细胞学检查。用消毒生理盐水局部反复冲洗,然后注入抗生素,每周 1～2 次,直至症状消失。局部用抗生素须根据药物敏感试验而定。③若脓腔较大又靠近胸壁,依据 X 线检查或超声波定位,在常规消毒下经肺直接穿刺脓腔,尽可能将脓液抽净,然后注入稀释的抗生素。但经肺穿刺有一定的危险性,易发生气胸和出血,应做好给氧及止血的准备。尽量避免反复穿刺,以免引起健康的肺组织和胸腔感染。④经皮穿刺放置引流管:经正侧位胸片或透视确定脓腔部位后,首先在局麻下用细长针试穿胸腔,一旦抽出脓液,立即停止抽吸,按原路径及深度插入导管穿刺针,置入内径 11.5mm 的细长尼龙管或硅胶管至脓腔内,退出导管。置管长度应使尼龙管在管腔内稍有卷曲,便于充分引流。皮肤缝线固定尼龙管。定时经管抽吸脓液,用生理盐水或抗生素液灌洗脓腔,管外端接低负压引流袋。等脓液引流干净,复查胸片,脓腔基本消失后夹管数天,无发热、咳脓痰等症状,拔管。此方法创伤小,置管不受脓腔部位限制,并可多个脓腔同时置管引流。

3.支持疗法

注意休息及营养,给予高热量、高蛋白、高维生素、易消化饮食,重症或体质虚弱者可少量多次输氨基酸、血浆或全血。

4.手术治疗

病程在3~6个月以上者,经内科保守治疗2个月以上无效,脓腔已包裹,脓腔壁上皮化和并发支气管扩张,且脓腔为单个而非多发,药物和引流治疗均有困难时,应考虑外科手术切除病灶。

第三节　急性喉炎

急性喉炎为喉部黏膜弥漫性炎症。常见于1~3岁婴幼儿,男性发病较多。一年四季均可发病,以冬季为多。

一、诊断要点

(一)病史

咽部有痒感,咽痛,声音嘶哑、犬吠样咳嗽,夜间加重,重症者继之出现呼吸困难。

(二)临床表现

当患儿出现吸气性呼吸困难,鼻翼扇动,出现三凹征.面色发绀,烦躁不安提示有喉梗阻。喉梗阻分度:

1.一度喉梗阻

患儿在安静时如正常人,只是在活动后才出现吸气性喉鸣及呼吸困难。胸部听诊,呼吸音清楚:如下呼吸道有炎症或分泌物,可闻干、湿啰音或捻发单心率无改变。

2.二度喉梗阻

患儿在安静时也出现吸气性喉鸣及呼吸困难。胸部听诊可闻喉传导音或管状呼吸音,支气管远端呼吸音降低。心音无改变,心率较快,120~140次/分。

3.三度喉梗阻

除二度梗阻症状外,患儿因缺氧而出现阵发性烦躁不安,口唇及指、趾发绀,口周发青或苍白,恐惧、出汗。胸部听诊呼吸音明显降低或听不见,心音较钝,心率增快在140~160次/分以上。

4.四度喉梗阻

经过呼吸困难的挣扎后渐呈衰竭,半昏睡或昏睡状态,由于无力呼吸,表现暂时安静,三凹征也不明显,但面色苍白发灰。此时呼吸音几乎消失,仅有气管传导音。心音微弱极钝,心率或快或慢,不规律。

(三)辅助检查

直接喉镜检查:可见声带、声门下、会厌区黏膜红肿,声带表面可有分泌物。

二、治疗要点

(一)抗感染

尽早使用足量的青霉素或头孢二代、头孢三代抗生素控制感染。青霉素:5万~20万U/

(kg·d),分2次肌内注射或静脉滴注;头孢呋辛钠:50~100mg/(kg·d),分2次静脉滴注;头孢曲松钠:50~100mg/(kg.d),每日1次静脉滴注。

(二)糖皮质激素

(1)凡有呼吸困难者均需应用糖皮质激素治疗。

(2)常用泼尼松,每次1mg/kg,每4~6小时口服1次,一般服药6~8次后,喉鸣和呼吸困难多可缓解或消失。

(3)呼吸困难较重者,肌注地塞米松2mg,或静脉点滴地塞米松,每次0.3~0.5mg/kg,或琥珀酸氢化可的松,每次5~10mg/kg,或静脉给予甲泼尼龙,每次1~2mg/kg。

(三)镇静剂

必要时给镇静剂,如苯巴比妥、异丙嗪、水合氯醛。

(四)有缺氧症状时吸氧

(五)保持呼吸道通畅

(1)雾化吸入:布地奈德(普米克令舒),每次2mg,20分钟1次,连续3次。

(2)直接喉镜吸痰,去除机械性梗阻。

(3)气管切开术:四度喉梗阻患儿,应立即行气管切开术抢救。三度喉梗阻经治疗无效者,也应做气管切开。

第四节　肺炎

一、呼吸道合胞病毒肺炎

(一)病史

主要由呼吸道合胞病毒引起,病变主要累及毛细支气管,临床以骤发喘憋和阻塞性肺气肿为特征的下呼吸道感染性疾病,多见于2岁以内,尤其多见于6个月以内小婴儿。

(二)临床表现

(1)全身症状轻,发热多不高,病程约1周左右。

(2)突然发生剧烈喘憋,以呼气困难为主,烦躁不安,严重者常有鼻翼扇动,三凹征及青紫。

(3)肺部听诊可闻及广泛的哮鸣音,喘憋时常听不到湿性啰音,趋于缓解时则可有弥漫性中小水泡音、捻发音。重症病例可并发呼吸衰竭、心力衰竭。

(三)辅助检查

(1)X线检查:两肺有不同程度的肺气肿及支气管周围炎的影像。肺泡明显受累者,可见小点片状阴影。

(2)白细胞计数正常或偏低,中性粒细胞在50%以下。

(3)病毒分离可阳性,双份血清抗体效价升高4倍以上。

(4)病情较重的小婴儿血气分析检查可见低氧血症、代谢性酸中毒或呼吸性酸中毒。

（四）治疗要点

1.保持呼吸道通畅,改善缺氧

（1）吸氧。

（2）雾化吸入:以布地奈德加沙丁胺醇溶液或特布他林混悬液,空气压缩泵雾化吸入,每日3次。

（3）喘憋严重者,可选用甲泼尼龙,每次 1～2mg/kg,每日 2～3 次,静脉滴注。可解除支气管痉挛状态。

（4）喘憋严重者,可选用氨茶碱,每次 5mg/kg,加入 10％葡萄糖内,在 30min 内静脉注射。

（5）喘憋严重者,可选用硫酸镁,每次 0.2～0.4ml/kg,加入 10％葡萄糖稀释成 1％的浓度静脉注射。可缓解气道狭窄,改善换气功能,又因对中枢神经系统有轻度的抑制作用,可有效解除烦躁,缓解喘憋。

2.病原学治疗

（1）利巴韦林（利巴韦林）是一种广谱抗病毒制剂,全身应用有一定毒性,主张雾化吸入治疗,2 岁以下每次 10mg,2 岁以上每次 20～30mg,溶于蒸馏水 20ml 内,超声雾化吸入,每日 2次,连续 5～7 天。

（2）双黄连 具有抑制 RSV 的作用,以 60mg/kg 配制成 1.2％浓度的溶液静脉注射,每日 1次,连用 1 周,有一定疗效。

（3）如并发细菌感染尽早选用抗生素治疗。首选头孢二代、头孢三代或大环内酯类抗生素。头孢呋辛钠 50/100g/（kg·d）,分 2 次静脉滴注;头孢曲松钠每日 50～100mg/kg,每日1 次静脉滴注;阿奇霉素 10mg/（kg·d）,每日 1 次静脉滴注。

3.免疫治疗

静脉用免疫球蛋白（IVIG）:每次 200～300mg/kg,静脉滴注。

4.并发症的治疗

注意呼吸衰竭、心力衰竭、水和电解质紊乱等。

二、腺病毒肺炎

（一）病史

多发于 6 个月～2 岁小儿,多为 3 型和 7 型腺病毒感染。6 个月以下婴儿病情多较轻。

（二）临床表现

（1）骤然发热,高热不退。

（2）感染中毒症状严重,面色苍白发灰,发病后 3～4 天出现嗜睡、萎靡,随病情加重可有烦躁不安,重者抽风、昏迷,甚至出现脑膜刺激征。心音低钝,肝大,易合并心力衰竭。

（3）咳嗽重,表现为阵咳。发热第 3～5 天才出现湿啰音,肺部出现实变体征。

（三）辅助检查

（1）白细胞偏低,碱性磷酸酶积分不高。

（2）X 线检查初期肺纹理增粗,第 2～6 天可见小片状或大片状阴影,第 2 周可有胸腔积液。

（四）治疗要点

1.抗病毒药物治疗

（1）利巴韦林：多主张用吸入疗法，50mg/（kg·d），分2～3次加蒸馏水10ml稀释后雾化吸入，每次15～20min，94～5天为1个疗程。宜早期应用。

（2）干扰素：可经静脉、皮下、肌内注射等全身给药，也可通过吸入、滴眼、滴鼻等方式局部给药。以60000～300000U/kg肌内注射，每日1次，连用2～4天。或干扰素气雾剂治疗，每日于口腔及两侧鼻孔各喷2次，每次各4～6揿（每揿含干扰素900000～1300000U），连用3～4天。

2.并发细菌感染

尽早选用抗生素治疗，可选头孢二代、头孢三代或大环内酯类抗生素。头孢呋辛钠50～100mg/（kg·d），分2次静脉滴注；头孢曲松钠：50～100mg/（kg·d），每日1次静脉滴注；阿奇霉素：10mg/（kg·d），每日1次静脉滴注。

3.免疫治疗

静脉用免疫球蛋白（IVIG）：每次200～300mg/kg，静脉滴注。

三、肺炎链球菌肺炎

（一）病史

大多数由肺炎双球菌引起，其中以1型、3型毒力最强，是儿童时期最常见的肺炎，好发年龄在3岁以上。

（二）临床表现

（1）一般发热较高。新生儿和虚弱儿可不发热，表现拒食、呛奶、呕吐或呼吸困难。

（2）多数病情较轻，病程5～7天。

（3）咳嗽明显，肺部体征随病情逐渐加重，两肺均有中小水泡音。

（三）辅助检查

（1）X线检查两肺纹理重，散在点片状阴影或融合片。

（2）血白细胞总数增高，中性粒细胞明显增高和出现中毒颗粒。

（3）C反应蛋白多升高。

（4）细菌学检查：痰涂片可见革兰氏阳性球菌，呈链状

（四）治疗要点

1.对症治疗

退热、补液、镇静、氧疗、雾化。

2.抗生素治疗

（1）青霉素：常用剂量为10万～20万U/（kg·d），分2次肌内注射或静脉滴注。

（2）头孢霉素：可选用二代或三代头孢霉素。头孢呋辛钠50～100mg/（kg·d），分2次静脉滴注；头孢曲松钠：50～100mg/（kg·d），每日1次静脉滴注。

（3）万古霉素：20～40mg/（kg·d），分2次静脉滴注。

3.防治并发症

四、金黄色葡萄球菌肺炎

(一)病史

由金黄色葡萄球菌引起,是一种严重的肺炎,发病以冬春季较多。起病急骤,常在上呼吸道感染或皮肤破损感染数天至 1 周后突然高热,病情进展迅速。多见于新生儿及婴儿。病变以肺组织迅速破坏与脓肿形成为特点。

(二)临床表现

(1)感染中毒症状重,多有高热,有时惊厥,吐、泻、腹胀甚至发生中毒性肠麻痹、心肌炎、休克及毒素性皮炎(猩红热样皮疹)。

(2)常并发肺大疱、肺脓肿、脓胸、脓气胸及身体其他部位的感染灶,如皮肤疖肿、骨髓炎、脑膜炎,甚至败血症。

(3)肺部体征出现较早,早期呼吸音减低,有散在中小水泡音;病变迅速进展,出现肺部叩诊浊音,呼吸音及语颤明显降低;胸腔内积液积气较多时,还可有纵隔移位。

(三)辅助检查

(1)X 线检查:短时间内可出现肺大疱或肺脓肿,易合并脓气胸,甚至并发纵隔积气、皮下气肿及支气管胸膜瘘。病灶阴影持续时间较长,可达 2 个月左右。

(2)白细胞总数明显增高,并有核左移。白细胞低常提示预后不良。

(3)胸水、支气管培养物或血培养阳性有诊断意义。

(四)治疗要点

1.对症治疗

退热、补液、镇静、氧疗、雾化。

2.抗生素治疗

一般在体温正常后继续用药 10～14 天,疗程一般 4～6 周。

(1)氨苄西林-舒巴坦:75～150mg/(kg·d),分 2 次静脉滴注。

(2)万古霉素:30～50mg/(kg.d),分 2 次静脉注射。

(3)头孢霉素:可选三代头孢霉素。头孢哌酮钠:40～80mg/(kg·d),分 2 次静脉滴注。

3.脓胸及脓气胸治疗

一般推荐施行闭式引流术,如脓液量少,可采用反复胸腔穿刺抽脓治疗。

4.合并心力衰竭的治疗

主要为强心剂,或并用利尿剂和血管扩张剂。强心剂首选毛花苷 C,或用毒毛花苷 K 或地高辛,毛花苷 C 饱和量:2 岁以下 0.03～0.04mg/kg,2 岁以上为 0.02～0.03mg/kg,首剂用饱和量的 1/2,余量分 2 次,每 4～6 小时给药 1 次,依病情肌注或加入 10% 葡萄糖液 10～20ml 静滴。毒毛花苷 K 作用快,排泄亦快,适用于急性病例,剂量为 0.007～0.01mg/kg 缓慢静脉滴入。按病情需要 6～12 小时后可重复使用,一般不需用维持剂量,但伴有先天性心脏病者,常需以地高辛维持用药,应用洋地黄制剂时,不宜同时给钙剂,两药间隔时间不宜少于 4～6 小时。

五、革兰氏阴性杆菌肺炎

(一)病史

多见于 3 岁以下婴幼儿,病情较缓解,病程为亚急性,与一般急性肺炎相似。

（二）临床表现

（1）有发热、咳嗽、咳痰、呼吸困难、发绀等症状。

（2）痉挛性咳嗽，颇似百日咳，有时像毛细支气管炎。

（3）全身症状重，中毒症状明显。易并发脓胸、脑膜炎、败血症、心包炎等。

（三）辅助检查

（1）血白细胞增高明显，中性粒细胞增多，可出现核左移。

（2）X 线胸片：呈支气管肺炎、大叶性肺炎或肺段实变改变。下叶肺部多受累，也可呈弥漫性支气管肺炎或毛细支气管炎改变。可呈粟粒状阴影，常于肺底部融合，约３０％发生脓胸。肺炎吸收后可形成肺大疱。

（3）痰液、胸水或血培养阳性则更有意义。

（四）治疗要点

1.对症治疗

退热、补液、镇静、氧疗、雾化。

2.抗生素治疗

一般宜选用有协同作用的抗生素联合应用。

（1）氨苄西林-舒巴坦：75～150mg/（kg·d），分 2 次静脉滴注。

（2）三代头孢霉素：头孢哌酮钠 40～80mg/（kg·d），分 2 次静脉滴注；头孢曲松钠：５０～100mg/（kg·d），每日 1 次静脉滴注。

六、支原体肺炎

（一）病史

病原体为肺炎支原体，可散发或有小的流行，全年均可发病。多见于 5～15 岁儿童，婴幼儿患病常表现为毛细支气管炎。预后良好。

（二）临床表现

（1）多数为亚急性起病，发热无定型，或体温正常，咳嗽较重，初期为刺激性干咳，常有咽痛，头痛等症状。

（2）可出现多系统多器官的损害，皮肤黏膜表现为麻疹样或猩红热样皮疹；偶见非特异性肌痛和游走性关节痛；也有表现心血管系统、神经系统损害、血尿及溶血性贫血等。

（3）全身症状比胸部体征明显。体检肺部体征不明显，偶有呼吸音稍低及少许干湿啰音者。

（三）辅助检查

（1）X 线改变明显，多为单侧病变，也可见双侧病变，以下叶为多见，有时病灶呈游走性，少数呈大叶性阴影；病程 2～3 周不等，X 线阴影完全消失比症状消退更延长 2～3 周之久，偶有延长至 6 周者。

（2）白细胞大多正常或下降，伴血沉增快。

（3）血清冷凝集反应阳性，滴度＞1∶128 有诊断意义，50％～60％患儿冷凝集试验阳性，滴度＞1∶32 可作辅助诊断。

（4）血清抗体检测阳性，滴度＞1∶160 有诊断意义。

(5)支原体培养阳性为诊断金标准,但实验要求高,一般实验室很难开展。

(四)治疗要点

1.对症治疗

退热、氧疗、雾化、补液、镇静。

2.抗生素治疗

首选大环内酯类,疗程一般不少于2~3周,停药过早易于复发。

(1)阿奇霉素:10mg/(kg·d),溶于5%葡萄糖液中静滴。

(2)红霉素:20~30mg/(kg·d),溶于5%葡萄糖液中静滴。

3.肺外并发症的治疗

七、衣原体肺炎

(一)病史

衣原体肺炎可散发,可流行,潜伏期6~14天。沙眼衣原体肺炎主要在新生儿及小婴儿发病,由感染的母亲直接传染;鹦鹉热衣原体肺炎为人通过接触受感染的鸟类或吸入受其分泌物及粪便污染的尘埃而发生肺部感染。肺炎衣原体通过呼吸道进入人体,在单核细胞内繁殖并释放毒素,经血流播散至肺及全身组织。

(二)临床表现

1.沙眼衣原体肺炎

症状多在生后2~12周出现,起病缓慢,多不发热或偶有低热,可有轻度呼吸道症状,然后出现咳嗽和气促,吸气时常有细湿啰音或捻发音,少数有呼气性喘鸣。约50%患儿同时患有结膜炎或有结膜炎病史。

2.鹦鹉热衣原体肺炎

潜伏期6~14天,发病呈感冒样症状,常有发热,咳嗽初期为干咳,以后有痰,呼吸困难或轻或重。有相对缓脉、肌痛、胸痛、食欲不振,偶有恶心、呕吐。如为全身感染,可有中枢神经系统感染症状或心肌炎表现,偶见黄疸,多见肝、脾大。

3.肺炎衣原体肺炎

临床表现无特异性,与支原体肺炎相似。起病慢,病程长,一般症状轻,常伴咽、喉炎及鼻窦炎为其特点。上呼吸道感染症状消退后,出现干湿啰音等支气管炎、肺炎表现。咳嗽症状可持续3周以上。

(三)辅助检查

1.X线胸片表现

(1)沙眼衣原体肺炎:双肺广泛间质和肺泡浸润,过度充气征比较常见,偶见大叶实变。

(2)鹦鹉热衣原体肺炎:从肺门'向周边,特别向下肺野可见毛玻璃样阴影中间有点状影。

(3)肺炎衣原体肺炎:无特异性,多为单侧下叶浸润,表现为节段性肺炎,严重者呈广泛双侧肺炎。

2.血白细胞总数

一般正常,嗜酸性粒细胞增多。

3.衣原体抗体诊断标准

为双份血清抗体滴度 4 倍以上升高。

（四）治疗要点

1.对症治疗

退热、氧疗、雾化、补液、镇静。

2.抗生素治疗

首选大环内酯类,疗程一般不少于 2～3 周,停药过早易于复发。

(1)阿奇霉素:10mg/(kg·d),溶于 5％葡萄糖液中静点。

(2)红霉素:20～30mg/(kg·d),溶于 5％葡萄糖液中静点。

3.肺外并发症的治疗

第五节　化脓性胸膜炎

化脓性胸膜炎是胸膜化脓性感染并有胸腔积脓,故又称为脓胸。多继发于肺部感染和败血症,胸腔积脓多时可涉及整个一侧胸腔,亦可局限一处成包裹性脓胸。此病可发生于任何年龄,多见于 2 岁以下的婴幼儿,年长儿多继发于未经适当治疗的肺炎、败血症或其他邻近器官的炎症。病原菌以化脓性球菌为主,最常见为金黄色葡萄球菌,其次为流感嗜血杆菌、肺炎链球菌,也可见于革兰氏阴性杆菌、厌氧菌。

一、临床表现

1.症状

在肺炎、败血症等治疗过程中,如持久不愈,体温持续高热不退或退后复升,全身情况恶化,出现咳嗽、发憋、气急、胸痛、发绀、呼吸困难等应考虑并发脓胸。如突然出现呼吸困难、烦躁、发绀,甚至发生呼吸、循环衰竭症状,应考虑有张力性气胸。脓胸的病情视积脓多少及肺组织压缩程度而异。

2.体征

肺部体征视积脓多少而不同。大量脓胸时,患侧胸廓呼吸运动受限,胸廓饱满,肋间隙增宽,语颤减低,叩诊积液部位为实音或浊音,并可随患儿体位改变而变化。听诊呼吸音减低或完全消失,在肺与积液交界面附近可听到管状呼吸音,有肺炎者则同时有湿啰音。脓液大量时,可出现纵隔移位,心尖冲动移位。胸膜发生粘连时呈包裹性脓胸。脓胸病程超过 2 周时可出现胸廓塌陷、肋间隙变窄、胸段脊柱凸向对侧或侧弯,当脓胸感染完全控制后,这些畸形多能逐渐恢复。

3.实验室检查

(1)外周血白细胞数明显增高,多在 $20 \times 10^9/L$ 以上,中性粒细胞增高,有核左移及中毒颗粒。血清 C 反应蛋白可增高。

(2)胸腔穿刺抽出液检查:多为脓性,白细胞数增高以中性粒细胞为主,培养或涂片可获病原菌,并作药物敏感试验,为选用抗生素做依据。脓液性状与病原菌有关,金黄色葡萄球菌感染为黄绿色或黄褐色,脓液极黏稠;肺炎链球菌感染为黄色黏稠脓液;链球菌感染为淡黄色稀薄脓液;厌氧菌感染为恶臭脓液。

4.X 线检查

脓液少时,立位胸片可见肋膈角消失或膈肌运动受限,胸腔下部积液处可见抛物线样弧形阴影,且随体位而改变。脓液多时,一侧胸腔呈均匀密度增高影,其内不见肺纹理,肋间隙增宽,纵隔和心脏向健侧移位。进入气体后可见气液平面。如因粘连而成包裹性脓胸,则 X 线可见梭形或卵圆形阴影,位置相对固定,不随体位有所改变。采取不同体位(立位、仰卧位、侧卧位)摄片或透视,可以帮助判断胸膜腔积液量的多少、积液的位置、有无包裹。

5.超声波检查

可确定积脓的部位、多少,用于胸腔穿刺定位及鉴别胸腔积液与胸膜增厚。

二、诊断要点

(1)根据严重的感染中毒症状、呼吸困难,气管和心浊音界向对侧移位,病侧叩诊大片浊音,且呼吸音明显降低,大致可考虑为脓胸。

(2)胸部 X 线检查可确诊胸腔有积液。积液时胸部 X 线可见大片均匀昏暗影,肺纹多被遮没,且纵隔明显被推向对侧。边缘清楚的片状阴影,可能为包裹性脓胸。肺叶间积液时,侧位 X 线片显示叶间梭状阴影。X 线检查脓胸时,还应明确积脓的部位,立位做胸部透视时,则应将身体从后前位转至侧位,可以由此判断脓液积留在上部或下部,前侧、后侧、内侧或旁侧。必要时可行 CT 检查以协助诊断。

(3)此病确诊必须根据胸腔穿刺抽得脓液,并做脓液培养及涂片检查。

(4)本病常需与大叶性肺炎、肺不张、大量心包积液、大范围的肺萎陷、巨大肺大泡及肺脓肿、膈疝、巨大膈下脓肿、肺包虫或肝包虫病、结缔组织病合并胸膜炎鉴别。

三、治疗

1.一般治疗

给予支持疗法增加营养,补充维生素以改善全身营养状况,酌情输血、血浆等。出现发绀、呼吸困难者及时给氧;发热者应及时给予降温,出现烦躁不安可予镇静等对症处理。

2.控制感染

应尽早明确病原菌。未明确前,可根据病史及脓液的性质选择两种以上有效抗生素,足量静脉给药,若脓液培养结果回报后可根据药敏选用抗生素。如为金黄色及表皮葡萄球菌感染,应选用头孢菌素加半合成青霉素类;对肺炎链球菌感染仍首选青霉素;对革兰氏阴性杆菌感染可用二、三代头孢菌素或与氨基糖苷类合用;疑有厌氧菌感染可用甲硝唑治疗。一般疗程在 4 周以上,至体温、白细胞正常、脓液吸收后再逐渐停药。

3.胸腔穿刺抽脓

为重要的治疗手段,应尽早进行。穿刺疗法原则:①诊断性穿刺可定性定位。②三天内可采用每日穿刺抽脓使肺膨胀。③任何时间脓液增多或有张力时,均应先穿刺再考虑引流。早期脓液较稀时,可每天或隔天一次,尽量把脓抽尽,直至脓液消失。脓液黏稠时,可注入生理盐水冲洗,还可适当注入抗生素。在穿刺排脓时,如出现频繁咳嗽、呼吸困难或有休克症状,应立即停止操作,给予吸氧等处理。如每天穿刺抽脓,3～4 日后中毒症状仍未减轻,积脓减少不明显，治疗效果不满意时，应改变排脓方式。

4.胸腔闭式引流

若经穿刺排脓，3日后脓液增长快、量多且稠、不易抽尽、中毒症状不见好转，穿刺排脓不畅及呼吸困难或胸壁已发生感染、病灶呈包裹性而穿刺困难时，应尽可能采取闭式引流。

(1)适应证：①年龄小，中毒症状重；②脓液黏稠，反复穿刺排脓不畅，或包裹性不宜穿刺引流；③张力性脓气胸，紧急时在患侧胸前第2~3肋间先穿刺排气，达到减压后再作闭式引流；④有支气管胸膜瘘，或内科治疗1个月，临床症状未见好转或胸壁已并发较严重感染者。

(2)方法：见临床技术操作规范(儿科学分册，中华医学会编著，2004年)。

5.手术治疗

慢性脓胸，脓液多，高热不退，脓腔粘连分隔或有支气管胸膜瘘管或胸壁感染时，应考虑外科手术修补治疗。

第六节　哮喘持续状态

哮喘发作时出现严重呼吸困难，在合理应用拟交感神经药物和茶碱类药物仍不见缓解，病情进行性加重，称为哮喘持续状态(status asthmaticus)，又称哮喘严重发作。由于哮喘持续状态时支气管呈严重阻塞，是一种威胁生命的严重状态，一旦确定诊断，应积极进行治疗。

一、临床表现

哮喘急性发作或加重时突然出现气促、咳嗽、胸闷等症状，或进行性加重，常伴有呼吸窘迫、呼气流速下降为其特征。其发作可因数小时内接触致敏原等刺激物，呼吸道感染或治疗失败所致，病情加重可在数天、数小时内出现，亦可在数分钟内危及生命。在病情危重时患儿因喘息说话困难，语言不连贯，大汗，呼吸频率>25~30次/分，心率>140次/分，峰流速(PEFR)低于预计值60%，呼吸减弱，呼吸音甚至听不到，并出现发绀、烦躁、意识障碍甚至昏迷，为致命性哮喘发作。

二、危险因素及表现

1.病史

激素依赖的慢性哮喘；存在ICU抢救史或多次住院史；有机械通气史；既往48h反复去过急诊室；突然开始的严重的呼吸困难，治疗效果甚差者；在严重发作时患儿、家属及医生均认识不足；不按医嘱服药者；具有心理社会学问题，如精神抑郁、家庭不和睦出现危机时；否认本身症状严重性及脑水肿低氧惊厥。

2.体检

奇脉：正常人呼吸时，脉波大小多无变化，或只有轻度变化(低于1.33kPa)，如脉波在呼气终了时变强，吸气时衰弱，差别明显增加，则称为奇脉，如差别2.67kPa，多伴有严重肺气肿，气道阻塞，这是判断严重哮喘的一个可靠指标(除非患儿有心包收缩及填塞情况)；还可有低血压、心动过速、呼吸增快、发绀、气短、昏睡、激动、三凹征、严重呼吸困难、呼吸音减低。

三、实验室检查

1.峰流速(PEFR)及一秒钟用力呼气容积(FEV_1)

测定此项检查特别有助于在支气管舒张剂应用前后的对比,如重复给予 β_2 支气管舒张药后 PEFR 或 FEV_1 仍＜40％预计值,意味患者已处于哮喘持续状态。

2.血气测定

对肺泡通气情况评估很有意义。如为正常 $PaCO_2$ 值,意味着呼吸肌疲劳即将出现,如 $PaCO_2$ 超过正常值,就必须小心监测。

3.胸部 X 线检查

当患儿疑有感染或有急性哮喘并发症(气胸、纵隔气肿或肺不张)或疑有气道异物时可进行胸部 X 线检查(尽量在床边检查)。

4.茶碱血浓度测定

在平时应用氨茶碱的患儿需进行血药浓度测定,以指导氨茶碱的进一步使用。

5.血电解质测定

有助于补液。

四、治疗

严重哮喘一旦被确定即需急诊治疗、住入重症监护病房,进行心脏监测。

1.氧疗

为保证组织有充分氧气,应保持供养,吸氧浓度以 40％为宜,流量相当于 6～8 L/min,应用一般面罩吸入更为合适,使血气维持在 PaO_2 9.3～12kPa(70～90mmHg)更为理想,不要应用氧气帐,因为氧气不会到达下气道,反因氧气对有些哮喘患儿有刺激而引起咳嗽或病情加重,且不宜观察病情。多数患儿经 30％～50％给氧后即可纠正低氧血症,但有的患儿给予充分氧疗后 PaO_2 仍处于 6.7～8.0kPa(50～60mmHg),应考虑可能因大量分泌物、肺不张或肺炎所引起,此时除积极输氧外还要清除痰液,虽然多数哮喘患儿血氧过低甚至严重缺氧,但氧分压低于 8.0kPa(60mmHg)的情况不多见,由于 8.0kPa 氧分压相当于动脉血氧饱和度的90％,故很少有哮喘患儿发绀或大脑功能受损,一旦出现发绀,意味着严重哮喘发作。在急性哮喘发作时,输氧量很少会使 $PaCO_2$ 升高(慢性肺心病的患儿除外),因此没有必要用特殊的面罩或装置输氧。

2.镇静

缺氧及早期的呼吸性碱中毒可使哮喘患儿出现烦躁、不安、恐惧,有的甚至出现因刺激所致的持续性、痉挛性咳嗽,此时应考虑使用镇静药。镇静药应选择不抑制呼吸中枢的药物,如5％水合氯醛。麻醉药或巴比妥酸盐类药物(地西泮等)禁用或少量慎用,若在气管插管下可不受限制。

3.紧急的药物治疗

(1)吸入 β_2 激动药:首选,对于急性重症哮喘患儿缓解症状和治疗的效果及安全性已无争议,β_2 激动药的作用较为持久,且 β_2 受体激动药所产生心血管不良反应较少,常用有沙丁胺醇(沙丁胺醇、万托林)或特布他林。在第 1 小时内每 20min 吸 1 次,1h 内吸 3 次,以后可以酌情连续吸入,每 2～4h 时可重复吸入 1 次,直至病情稳定。

（2）皮质激素：皮质激素和 β_2 激动药联合作用是治疗严重哮喘的基础，皮质激素应用不足已被证明是哮喘致死的主要因素。皮质激素对哮喘的作用是抑制炎症细胞趋化效应和炎性反应，减少炎性和细胞因子的释放，降低黏膜上皮和微血管的通透性，减轻黏膜水肿，并通过腺苷酸环化酶增强 β_2 激动药的效应，减轻支气管的痉挛作用。严重哮喘对皮质激素的反应迟缓，通常在 4～6h 内还见不到明显的效应，而在轻中度患儿，反应约需 1h，对严重哮喘发作应尽早使用皮质激素。对皮质激素的应用可采用应用甲泼尼龙 2～6mg/(kg·d)，分 2～3 次输注，或氢化可的松（有酒精过敏者禁用），或琥珀酸氢化可的松，通常用静脉注射 5～10mg/kg，必要时可加大剂量。一般静脉糖皮质激素使用 1～7 天，症状缓解后即停止静脉用药。若需持续使用糖皮质激素，可改为口服泼尼松 1～2mg/(kg·d)（每日最大量 40mg），分 2～3 次服，经 3～4 天后停用。短期使用皮质激素的不良反应很少，严重哮喘是一种危险情况，绝不要因担心不良反应而对皮质激素的应用有所犹豫。条件较差无甲泼尼龙时，可用地塞米松每次 0.25～0.75mg/kg，但效果不如前者。也可以雾化吸入布地奈德，雾化吸入 0.5～1.0mg/次，2 次/天，可以与沙丁胺醇和异丙托溴铵一起吸入。

（3）抗胆碱药：抗胆碱药在体内与乙酰胆碱竞争结合 M 受体，主要通过抑制分布于气道平滑肌上的 M 受体，从而松弛平滑肌；其次可降低细胞内环鸟苷酸(cGMP)水平、提高环磷腺苷(cAMP)/cGMP 比值，抑制肥大细胞的介质释放，有一定支气管舒张作用，目前临床联合应用异丙托溴铵（溴化异丙托品）与 β_2 激动药能增加其疗效。剂量为≤2 岁：$125\mu g(0.5ml)$；＞2 岁：$250\mu g(1ml)$，为 0.025％溶液稀释至 2～3ml，每日 3～4 次雾化吸入。

（4）氨茶碱：小儿慎用，氨茶碱是茶碱和乙烯二氨组成的一种复合物，因而易溶于水。氨茶碱具有较明显中枢性呼吸刺激作用可加强呼吸肌收缩，在急性重症哮喘发作时，氨茶碱仍为有价值药物。氨茶碱的支气管舒张效应与其血药浓度间呈明显的相关由于氨茶碱的有效剂量和中毒剂量相近，应用时需进行血清氨茶碱浓度测定。

在哮喘严重发作时，可给予负荷剂量氨茶碱，在不同年龄及不同病情应用氨茶碱量不同，在用负荷剂量后 30～60min，有条件者可测量氨茶碱血药浓度，如＞$20\mu g/ml$ 则停止继续给维持量，如低于 $10\mu g/ml$，可适当增加药量（增加 20％注射量）。以后可在给药 12h、24h 后取血查血药浓度。

氨茶碱开始负荷剂量为 5～6mg/kg，要求在 20～30min 静脉滴入，以后＜9 岁者 1.1mg/(kg·h)，＞9 岁者 0.7mg/(kg·h)，如患儿给过静脉氨茶碱，不要用负荷剂量，可每次 3～4mg/kg，以后给 0.7～1.1mg/(kg·h)。如不用维持静脉给药亦可用氨茶碱每次 4～5mg/kg，每 6h 重复静脉滴注 1 次，以 20～30min 静脉滴入，2 岁以下因氨茶碱清除率低，最好持续维持给药，其持续给药剂量为：2～6 个月内，0.5mg/(kg·h)，6～11 个月，0.7mg/(kg·h)。不同年龄每日氨茶碱安全剂量见表 3-1。

（5）硫酸镁：镁离子舒张支气管的机制未完全清楚，一般认为镁能调节多种酶的活性，能激活腺苷环化酶，使三磷腺苷生成环磷腺苷(cAMP)，提高 cAMP/cGMP 的比值，使肥大细胞介质不易释放，能激活低下的肾上腺素能受体功能，并降低支气管平滑肌的紧张度，使支气管扩张而改变通气情况，故目前硫酸镁在哮喘急性发作中正在取得一定地位，特别是对常规药物治疗无效者，是较安全治疗哮喘的药物，一般在静脉注射后 20min 有明显支气管扩张作用，尤其对极度烦躁患儿有一定镇静作用。儿童用量为每次 0.025g/kg(25％硫酸镁每次 0.1ml/kg)加 10％葡萄糖溶液 20ml 在 20min 内静脉滴注,每日 1～2 次。用以上剂量静脉注射比较安全,但注射时仍应注意其呼吸、血压变化,少数患儿出现乏力、胸闷、呼吸减弱、呼吸困难情况,可用 10％葡萄糖酸钙静脉注射。

表 3-1 不同年龄每日氨茶碱安全剂量

年龄(岁)	平均每日总量±标准差(mg/kg)
1～8	25±5
8～16	20±5
>16	12±3

(6)注射用 β_2 肾上腺素能激动药:对于能够使用雾化器或面罩的患儿,注射用药不但没有帮助,反而会增加毒性。因此,此种方法只用于呼吸严重受抑的患儿。

1)肾上腺素皮下注射:在用 β_2 激动药吸入、氨茶碱静脉滴注不能缓解症状时,或对于那些极度烦躁,无法吸入 β_2 激动药或在气道上存在广泛黏液栓塞,或严重的支气管痉挛,以致吸入药物无法起到作用者,可每次皮下注射 1:1000 肾上腺素 0.01ml/kg,儿童最大不超过 0.3ml。

2)静脉注射沙丁胺醇:小儿很少用。如雾化吸入沙丁胺醇及静脉滴注氨茶碱处理后病情未见好转,可用沙丁胺醇静脉注射,学龄儿童剂量为每次 5μg/kg.如病情十分严重,亦可将沙丁胺醇 2mg 加入 10％葡萄糖溶液 250ml 静脉滴注,速度为 1ml/min,即速率保持在 8μg/min 左右,静脉滴注 20～30min,起效时间为 20～30min,密切观察病情。若病情好转速度减慢,维持时间一般在 4～6h,故 6～8h 可重复用药。有时注射 β_2 激动药会引起心律不齐,因此要进行心电监护;静脉注射 β_2 激动药常引起严重低钾血症。如出现心律失常或肌肉无力情况时,应随时注意,对学龄前期小儿沙丁胺醇剂量应减半。

3)异丙肾上腺素:在以上治疗措施无效时可用异丙肾上腺素静脉滴注,最初以每分钟 0.1μg/kg 缓慢滴注(0.5mg 异丙肾上腺素加入 10％葡萄糖 100ml,5μg/ml),在心电图及血气监护下可每 10～15 min 增加剂量,按 0.1μg/(kg·min)的速度增加直到 PaO_2 及通气功能改善,或心率达到 180～200 次/分时停用,有时可发生心律失常,如室性心动过速、室颤等,故必须进行心电监护及血气监测才可应用,症状好转可维持用药 24h。由于 β_2 激动药主要通过松弛支气管平滑肌起作用,故具有明显黏膜水肿,不仅仅是支气管痉挛的病症,单独使用 β_2 激动药不能从根本上进行彻底的治疗。虽开始一些严重哮喘患儿对 β_2 激动药的反应快,而在有严重支气管痉挛时可产生不敏感性,故在治疗中应使患儿峰流速仪监测达到预计值 50％～75％时才不至于在治疗过程中复发。

4.维持体液及酸碱平衡

哮喘持续状态由于呼吸增加及摄入量不足常伴有轻度脱水,适当补充水分以维持血容量使黏稠黏液栓塞排出,但如过多液体输入可能会引起肺水肿,严重急性哮喘存在明显胸内负压,较易在肺间质内蓄积液体,可进一步加重小气道阻塞。由于哮喘急性期抗利尿激素分泌,如过多输液亦可出现低钠血症及水中毒。在临床中患者常因轻度脱水而需补液,开始可给 1/

3 张含钠液体,最初 2h 内给 5～10ml/kg,以后用 1/5～1/4 张含钠液维持,见尿后补钾,根据年龄及脱水程度,一般补液量每天 50～120ml/kg。哮喘持续状态时的呼吸性酸中毒,应以改善通气来纠正;代谢性酸中毒常可用吸氧及补液来纠正;明显的代谢性酸中毒可使用碳酸氢钠,稀释至等张液(碳酸氢钠为 1.4%)滴注,未能纠正时可重复同剂量 1 次。

5.抗心力衰竭治疗

低氧血症、高碳酸血症、酸中毒可导致肺动脉痉挛→肺动脉压力增高→充血性心力衰竭。同时双肺严重气肿→心舒张功能受限→体循环、肺循环瘀血→心力衰竭加重。抗心力衰竭的原则是吸氧、镇静、强心、利尿及减轻心脏前后负荷。

6.抗生素

有细菌感染指征,可给予抗生素。勿大量、长期使用,否则,青霉素类药物可增加气道的敏感性。红霉素类药物对气道反应性影响不大,但可减慢氨茶碱的代谢。脱水及肾上腺素治疗后,外周血白细胞可明显增高,应与感染相鉴别。胸部 X 线片上,斑点状肺不张可与肺炎相混淆。

7.气管插管及机械通气

对以上治疗无反应的呼吸衰竭患儿,需用呼吸辅助通气治疗。机械呼吸的指征:①持续严重的呼吸困难;②呼吸音降低到几乎听不到哮鸣音及呼吸音;③因过度通气和呼吸肌疲劳而使胸廓运动受限;④意识障碍、烦躁或抑制甚至昏迷;⑤吸入 40% 氧气后发绀毫不缓解;⑥ $PaCO_2 \geqslant 8.6kPa(65mmHg)$。机械通气的目的是在尽量减少气压伤的基础上足够的氧合和维持通气直至其他治疗充分显效。

第七节　气管异物

气管异物(foreign bodyin trachea)是较常见的儿童意外急症,也是引起 5 岁以下幼儿死亡的常见原因之一。据统计,气管异物 7 岁以内儿童多见,尤其以刚学会走路到 2 岁的小儿发病多,病死率高。这是由于小儿的生理特点决定的,小儿的气管与食管交叉处的会厌软骨发育不成熟,功能不健全,容易将口含物吸入气管内引起气管阻塞,导致窒息。婴幼儿由于牙齿未萌出或萌出不全,咀嚼功能未发育成熟,吞咽功能不完善,气管保护性反射不健全。当异物落入气管后,最突出的症状是剧烈的刺激性呛咳,由于气管或支气管被异物部分阻塞或全部阻塞,出现气急、憋气,也可因一侧的支气管阻塞,而另一侧吸入空气较多,形成肺气肿,较大的或棱角小的异物(如大枣)可把大气管阻塞,短时间内即可发生憋喘死亡。还有一种软条状异物(如酸菜条)吸入后刚好跨置于气管分支的嵴上,像跨在马鞍上,虽只引起部分梗阻,却成为长期的气管内刺激物,患儿将长期咳嗽、发热,甚至导致肺炎、肺脓肿形成,也可危及生命。

一、临床表现

突发刺激性咳嗽、反射性呕吐、声音嘶哑、呼吸困难,患儿张口可听到异物冲击声。如异物堵住了喉部、气管处,患儿面色发绀、气喘、窒息,很快呼吸停止;如异物堵住左右主支气管分叉处,可导致一侧肺不张,呼吸困难逐渐加重,抢救不及时也很快呼吸停止。

二、诊断及救护措施

及时的诊断和处理是抢救成功的关键,医师也应该向家长普及相关的救护知识。

1.拍背法

让小儿趴在救护者膝盖上,头朝下,托其胸,拍其背部,使小儿咯出异物。

2.催吐法

用手指伸进口腔,刺激舌根催吐,适用于较靠近喉部的气管异物。

3.迫挤胃部法

救护者抱住患儿腰部,用双手食指、中指、环指顶压其上腹部,用力向后上方挤压,压后放松,重复而有节奏进行,以形成冲击气流,把异物冲出。此法为美国海默来克医师所发明,故称"海默来克手法"。

上述方法未奏效,应分秒必争尽快送医院耳鼻喉科,在喉镜或气管镜下取出异物,切不可拖延。呼吸停止给予口对口人工呼吸。

三、预防

教育儿童养成良好卫生习惯,不要随意把异物放到嘴里,以免误吸入气管。进食时避免孩子打闹、说话,以防食物呛人气管。家长不应将硬币、瓜子、花生等放在小儿能够着的地方。

第八节 急性呼吸衰竭

急性呼吸衰竭(acute respiratory failure)是指各种疾病累及呼吸中枢或呼吸器官,引起通气和换气功能障碍,出现低氧血症或伴高碳酸血症,并由此引起的一系列生理功能和代谢紊乱的临床综合征。

一、临床表现

1.严重呼吸困难和发绀

早期可有呼吸频率增快,继而鼻翼扇动、三凹征出现等;中枢性呼吸衰竭主要表现呼吸节律不齐,可有潮式呼吸,晚期出现间歇、叹气、抽泣样等呼吸,呼吸次数减少,微弱无力,直至呼吸停止。发绀首先出现在口唇、口周及甲床等处,其程度与缺氧轻重并不完全一致,如严重贫血,血红蛋白<50g/L,虽缺氧并不发绀,故不能单纯根据发绀而判断有无缺氧。

2.神经与精神症状

早期可见烦躁不安,出汗,易激动。随着缺氧加重,出现嗜睡、头痛等。晚期出现意识模糊,甚至昏迷、抽搐等脑水肿或脑疝症状。

3.其他

早期心率增快,血压升高。晚期则心率减慢,心律失常,脉搏细弱,可有休克。胃肠道因严重缺氧而表现腹胀、肠鸣音减弱、呕咖啡色胃内容物等。

二、诊断

1.临床表现

(1)呼吸系统:①呼吸困难,表现为呼吸频率加快、鼻翼扇动、三凹征阳性、喘憋、发绀等;②呼吸抑制,表现为呼吸节律的改变、潮式呼吸,间歇呼吸(Biot 呼吸),叹息样呼吸,双吸气,下颌呼吸,点头样呼吸,鱼口样呼吸,呼吸微弱、浅慢,呼吸音减弱或消失,呼吸暂停或骤停。

(2)循环系统:心率由过速到减慢,心律失常,心音低钝,血压由升高到下降,右心衰竭或休克。

(3)神经系统:烦躁不安、谵妄、嗜睡、头痛、意识障碍、凝视,甚至昏迷、惊厥等,瞳孔缩小或忽大忽小,视盘水肿。

2.血气分析诊断标准

(1)呼吸功能不全:$PaO_2 < 80mmHg(10.6kPa)$,$PaCO_2 \geqslant 45mmHg(6kPa)$,$SaO_2 < 91\%$。

(2)呼吸衰竭:儿童 $PaO_2 \leqslant 60mmHg(8.0kPa)$,$PaCO_2 \geqslant 50mmHg(6.7kPa)$,$SaO_2 \leqslant 85\%$。婴幼儿 $PaO_2 \leqslant 50mmHg(6.7kPa)$,$PaCO_2 \geqslant 45mmHg(6.0kPa)$,$SaO_2 \leqslant 85\%$。呼吸衰竭还可分为:①Ⅰ型呼吸衰竭,$PaO_2$ 为呼吸衰竭标准,$PaCO_2$ 正常;②Ⅱ型呼吸衰竭,PaO_2 和 $PaCO_2$ 均达呼吸衰竭标准。具有上述临床表现中第(1)项,伴或不伴第(2)项,同时具有血气分析诊断标准中第(2)项,可诊断为急性呼吸衰竭。

三、鉴别诊断

1.代谢性酸中毒

见于尿毒症、糖尿病酮症酸中毒、某些代谢性疾病时,表现为呼吸深快,PaO_2 多正常。

2.急性呼吸窘迫综合征(ARDS)

见于卡氏肺孢子虫肺炎、弥漫性肺间质纤维化、呼吸道合胞病毒肺炎、白血病、创伤、休克、多器官功能不全综合征等,早期 PaO_2、$PaCO_2$ 均降低,晚期 $PaCO_2$ 上升,吸氧不能升高 PaO_2,$PaO_2/FiO_2 \leqslant 200mmHg$,多与Ⅰ型呼吸衰竭同时存在,治疗相近。

四、治疗

积极寻找和祛除病因,改善通气功能,有效的防治感染,维持重要脏器功能,维持水电解质平衡,及时给予呼吸机辅助呼吸。

(一)一般治疗

1.去除病因

积极治疗引起呼吸衰竭的原发疾病和诱因,应用有效的抗生素防治感染。

2.加强护理

保持呼吸道通畅,翻身拍背,吸痰,清除呼吸道分泌物,温湿化吸氧,雾化吸入药物,解除气管痉挛。

3.氧疗

呼吸衰竭时机体缺氧,应提高吸氧浓度。吸氧方式可选鼻导管、口罩、面罩或头罩。鼻导管吸氧,氧流量儿童 1～2L/min,婴幼儿 0.5～1L/min,新生儿 0.3～0.5L/min,吸入氧浓度(FiO_2)30%～40%;开式口罩吸氧,氧流量儿童 3～5L/min,婴幼儿 2～4L/min,新生儿 1～

$2L/min$, $FiO_2 45\% \sim 60\%$; 面罩或头罩吸氧, 氧流量 $3 \sim 6L/min$, $FiO_2 40\% \sim 50\%$。对新生儿和婴儿不主张持续高浓度吸氧, 吸入氧浓度应 $<60\%$, 以免氧中毒及对视网膜等处的发育造成影响, 待病情稳定后应改为间歇吸氧。通常, 对于 Ⅰ 型呼吸衰竭患儿应给予高浓度吸氧 ($>35\%$), 使 PaO_2 迅速提高到 $8kPa$, 或 SaO_2 在 90% 之上; 对于 Ⅱ 型呼吸衰竭患儿应给予低浓度吸氧 ($<32\%$), 且应持续给氧。

（二）药物治疗

1. 兴奋呼吸

目前小儿呼吸兴奋药应用明显减少。有呼吸暂停时可用氨茶碱, 负荷量 $4 \sim 6mg/kg$, 首次静脉注射后以 $2mg/kg$ 维持治疗, 每间隔 $8h$ 用 1 次。有镇静剂中毒时可用多沙普仑（吗啉吡酮）, 每次 $0.5 \sim 1.5mg/kg$, 静脉滴注, 但不用于新生儿。还有纳洛酮, 每次 $0.03 \sim 0.1mg/kg$, 静脉推注, 可用于酒精中毒或麻醉药过量致呼吸抑制时。

2. 维持重要脏器功能

呼吸衰竭时常会对心、脑等重要脏器造成损害, 治疗中应综合分析。

（1）呼吸衰竭合并心功能不全者：可应用强心剂、利尿剂及血管活性药物。心肌缺氧易致心律失常, 故强心药应缓慢、小剂量给予, 血管活性药可选用酚妥拉明 $0.3 \sim 0.5mg/kg$（每次不超过 $10mg$）加入 10% 葡萄糖 $20ml$ 中稀释后静脉滴注, 或多巴酚丁胺 $2 \sim 10\mu g/(kg \cdot min)$ 持续静脉滴注, 或东莨菪碱每次 $0.03 \sim 0.05mg/kg$, $15min$ 内快速静脉滴注, 每日 $2 \sim 3$ 次。

（2）呼吸衰竭合并脑水肿者：应用甘露醇, 每次 $0.25 \sim 1g/kg$ 静脉推注, 每日 $2 \sim 3$ 次, 严重时可加用地塞米松, 每日 $0.5mg/kg$ 静脉注射, 疗程一般不超过 $3 \sim 5$ 天。

3. 纠正酸碱失衡和水电解质紊乱

呼吸衰竭时常合并电解质和酸碱度的失衡, 对呼吸性酸中毒或混合性酸中毒时以积极改善通气功能为主, 当合并代谢性酸中毒血 pH 值 <7.2 时, 可给予 5% 溶液, 每次 $2 \sim 5ml/kg$, 用葡萄糖液稀释为 1.4% 等渗液后静脉滴注。如有血气结果, 可按公式：碳酸氢钠 $(ml) = 1 - BE \times 0.5 \times$ 体重 (kg), 或 $(22 - $ 测得 $HCO_3 mmol/L) \times 0.6 \times$ 体重 (kg), 先用 $1/2$ 量, 剩余半量根据具体情况而定。同时根据血液电解质检查结果及时纠正低钾、低氯等电解质紊乱。基础代谢量每日 $210kJ/kg(50kcal/kg)$, 补液量每日 $60 \sim 80ml/kg$, 具体可根据病情酌情增加, 补液成分以生理维持液为宜或按脱水性质而定。

4. 防治感染

呼吸道感染常是呼吸衰竭的原发病, 亦是呼吸衰竭治疗过程中病情加重的并发症, 加吸入性肺炎、呼吸机相关性肺炎等。病原体以革兰氏阴性杆菌多见, 常为耐药菌株。对呼吸衰竭患儿的肺部感染应按重症肺炎处理, 治疗时可选用第三代头孢菌素与 β 内酰胺酶抑制药等。也可静脉滴注免疫球蛋白, 每次 $400mg/kg$, 1 次/天, 连用 $3 \sim 5$ 天。吸痰时应注意无菌操作, 每日消毒呼吸机管道, 条件许可时应尽早拔除气管插管。

（三）其他治疗

1. 经鼻持续气道正压给氧（CPAP）

（1）适应证：新生儿、婴幼儿肺部疾病, 新生儿肺透明膜病、肺不张、肺炎、胎粪吸入综合征、肺水肿、反复呼吸暂停者。如吸入氧浓度（FiO_2）为30％～50％时，PaO_2仍＜8.0kPa (60mmHg)，$PaCO_2$正常或＜6.7kPa(50mmHg)，有自主呼吸，也可应用CPAP。

(2)参数调节：开始时氧流量为3～4L/min，压力0.3～0.4kPa(3～4cmH$_2$O)，$FiO_2$40％～60％，10～15min后测血气，如PaO_2仍低，可增加压力，每次加1～2cmH$_2$O，最大可达0.98kPa (10cmH$_2$O)，每分钟氧流量最大8～10L，FiO_2每次加5～10％，最大可达80％。维持PaO_2为8.0～9.3kPa(60～70mmHg)。如PaO_2仍＜8.0kPa(60mmHg)，可进行气管插管，呼吸机辅助呼吸治疗。

(3)撤除步骤：如PaO_2＞9.3kPa(70mmHg)，症状好转，病情稳定，可逐渐先降FiO_2，再降压力，每次FiO_2降5％，至FiO_2为40％时，再降低CPAP，每次0.2kPa(2cmH$_2$O)，当CPAP为2cmH$_2$O时病情仍稳定，PaO_2为6.7～9.3kPa，可撤除CPAP，改头罩吸氧。

2.常频机械通气

是抢救重症呼吸衰竭最有效的方法。

(1)应用指征：①呼吸频率仅为正常的1/2时；②呼吸微弱，全肺范围的呼吸音减低；③呼吸骤停，频繁或长达10s以上的呼吸暂停；④吸高浓度氧气 FiO_2＞60％，或压力≥0.78kPa (8cmH$_2$O)时，仍有发绀，PaO_2＜6.7kPa(50mmHg)；⑤急性呼吸衰竭，$PaCO_2$＞8.0kPa (60mmHg)，pH值＜7.3；慢性呼吸衰竭，$PaCO_2$＞3kPa(70mmHg)，pH＜7.2；⑥病情迅速恶化，神经精神症状加重，相关治疗无效；⑦有下列情况应尽早使用，如呼吸窘迫综合征(RDS)的小早产儿，出生体重＜1 350g；肺出血的进展期；心跳、呼吸暂停经复苏后未建立规则的自主呼吸者。

(2)禁忌证：肺大疱，未经引流的张力性气胸或大量胸腔积液。

(3)参数初调

①吸气峰压(PIP)：采用能维持满意通气的最低压力。无呼吸道病变、早产儿呼吸暂停时15～18cmH$_2$O(1.5～1.8kPa)；RDS、肺不张、胎粪吸入、肺炎时20～25cmH$_2$O(2.0～2.5kPa)。

②呼气末正压(PEEP)：无呼吸道病变时2～3cmH$_2$O(0.2～0.3kPa)；肺不张、NRDS时4～6cmH$_2$O(0.4～0.6kPa)；胎粪吸入、肺炎时0～3cmH$_2$O(0～0.3kPa)。

③呼吸频率(HR)：无呼吸道病变时20～25次/分；有呼吸道病变时30～45次/分。

④吸气/呼气时间比值(I/E)：无呼吸道病变时吸气时间0.50～0.75s；肺不张、NRDS时I/E为1：(1～1.2)；胎粪吸入、肺炎时I/E为1：(1.2～1.5)。

⑤供气流量：4～10L/min。

⑥吸入氧气浓度(FiO_2)：无呼吸道病变时＜40％；有呼吸道病变时40％～80％。

⑦潮气量：无呼吸道病变时8～10ml/kg，RDS时4～7ml/kg。

(4)调整范围：调节原则是尽可能采用低的氧浓度(FiO_2)和吸气峰压，持续PaO_2为8～12kPa。每次调整范围，RR为2～10次/分，PIP为2～3cmH$_2$O，PEEP为1～2cmH$_2$O，吸气时间(TI)或呼气时间(TE)为0.25～0.50s，FiO_2为50％，当PaO_2接近正常时FiO_2为20％～30％。

(5)调节方法：影响PaO_2的因素是FiO_2与平均气道压(MAP)。增加PIP、吸气时间、

PEEP 可提高 MAP。具体方法：

①提高 PaO_2 可采用增加 FiO_2、增加 PIP、增加 RR、增加 PEEP，延长吸气时间，延长吸气平台；②降低 $PaCO_2$ 可采用增加 PIP、增加 RR、降低 PEEP。一般 $FiO_2 \leq 60\%$，如 $>70\%$ 则应 $<24h$，以防氧中毒。

(6)撤机指征：①自主呼吸有力，能维持自主呼吸 $2\sim3h$ 无异常；②吸入 $FiO_2 \leq 40\%$，PIP $\leq 20cmH_2O(1.96kPa)$ 时血气正常；③呼吸道分泌物少，能耐受每 2h1 次的吸痰操作，全身状况好；④RDS 患儿日龄 >3 天。

(7)撤机步骤

①撤机过程中监测心率、呼吸、血气，如有异常，立即恢复原参数。

②在 PIP 降至 $15\sim22cmH_2O$，PEEP $\leq 5cmH_2O(0.5kPa)$，$FiO_2 < 50\%$ 时考虑撤机，自主呼吸出现后便呼吸机与自主呼吸同步。

③自主呼吸良好，血气正常，改为间歇指令呼吸(IM)，逐渐降低 PIP、PEEP、FiO_2 及 RR，维持 TI 在 $0.5\sim1.0s$。

④当 PIP 降至 $12\sim18cmH_2O$、PEEP$2\sim4cmH_2O$、$FiO_2 \leq 40\%$、RR6 次/min、血气正常时，改为 CPAP，此时应提高 $FiO_2 5\%\sim10\%$，预防缺氧。如患儿耐受良好，每次逐渐降低 $FiO_2 5\%$、CPAP$1cmH_2O$。

⑤当 FiO_2 为 $25\%\sim40\%$，CPAP 为 $2cmH_2O$ 时，在患儿最大吸气时拔管。拔管后改用头罩吸氧，或用鼻塞 CPAP，并逐渐降低 FiO_2，每次 5%，直至改为吸入空气。

3.高频通气(HFV)

凡超过正常呼吸频率 4 倍、潮气量小于先于解剖无效腔的机械通气为高频通气。

(1)通气种类：①高频正压通气(HFPPV)，频率为 $60\sim100$ 次/分，导管内径 $3\sim5mm$，潮气量 $3\sim4ml/kg$。②高频喷射通气(HFJV)，频率为 $100\sim300$ 次/分，导管内径 $1.6\sim2.2mm$，潮气量 $3\sim5ml/kg$。需要适当的自主呼气时间，可用开放气道通气。③高频振荡通气(HFOV)：频率为 $300\sim2400$ 次/分，潮气量 $1\sim2ml/kg$，有侧支通气，起 CPAP 作用。儿科常用 HFJV 或 HFOV。

(2)适应证：用于常规呼吸机治疗效果不好的难治性呼吸衰竭，或长期常规呼吸机治疗后发生支气管肺发育不良，或有气胸等常规呼吸机治疗禁忌证。①用常规呼吸机难以维持通气和血气正常的肺损伤；②严重的间质肺气肿；③气胸与支气管胸膜瘘；④支气管镜检查。目前常用于新生儿 RDS、肺出血、胎粪吸入综合征、ARDS、肺炎。

(3)参数调节：HFOV 调节原则是开始应用较高的 MAP，稍高于常规机械通气，如 PaO_2 无上升可每次加 $0.1\sim0.2kPa(1\sim2cmH_2O)$。新生儿振荡频率 $10\sim15Hz(1Hz=60$ 次/分)，婴儿与儿童为 $5\sim10Hz$。吸气/呼气时间比值(I/E)为 0.33。通过振荡幅度($25\%\sim100\%$)、振荡频率调节通气。潮气量 $1\sim2ml/kg$，与振荡频率成反比。根据 $PaCO_2$ 调节振荡频率。低肺容量调节方式用于限制性通气障碍如间质肺气肿，高肺容量调节方式用于新生儿 RDS、ARDS。

4.呼吸机应用后的并发症

(1)呼吸机相关肺炎(VAP):指应用呼吸机后>48h 发生的细菌性肺炎,多由铜绿假单孢菌、大肠杆菌、克雷白杆菌、耐药金黄色葡萄球菌或表皮葡萄球菌引起。可从气管深处吸痰作镜检或培养,应用有效抗生素,注意管道接头、湿化器、吸痰导管消毒。

(2)肺不张:导管位置过低滑入左侧或痰堵造成。可向外拔出,或翻身拍背吸痰。

(3)窒息:由堵管或脱管引起。可更换新管,重新插管、固定。

(4)喉、气管损伤:水肿者可静脉滴注糖皮质激素、抗生素,局部雾化吸入 1％麻黄碱。

(5)肺损伤:如 PIP>2.5kPa(25cmH$_2$O),或 PEEP>0.8kPa(8cmH$_2$O)、大潮气量,易发生气漏、间质性肺气肿、张力性气胸、纵隔气肿、肺泡上皮损伤、肺水肿。注意压力不能过高,潮气量不能过大。发生张力性气胸立刻进行闭式引流。

(6)氧中毒:FiO$_2$>70％、时间>24h,可发生支气管肺发育不良、早产儿视网膜病变,任何年龄可发生肺氧中毒。注意 FiO$_2$ 应<60％。

第四章　儿科消化系统疾病

第一节　口腔炎

口腔炎指口腔黏膜的炎症,多见于婴幼儿,可单独发生,也可继发于全身疾病。

一、诊断要点

1.鹅口疮(白色念珠菌性口炎)

系口腔黏膜白色念珠菌感染。多见于新生儿、营养不良、腹泻以及长期应用广谱抗生素或糖皮质激素的患儿,大多通过不洁食具感染。口腔黏膜表面覆盖白色乳凝块样小点或小片状物,可逐渐融合成大片,不易擦去。擦去后黏膜粗糙、充血、不痛,不流涎。重者有低热、拒食、吞咽困难。取片状物显微镜下可见真菌菌丝和孢子体。

2.疱疹性口腔炎

由单纯疱疹病毒感染所致,冬春季多见,年龄愈小,全身及口腔症状越重。骤起发热、拒食、流涎、烦躁;舌、牙龈及口腔各部位均可散在有单个或成簇的小疱疹,周围有红晕,破后呈浅表溃疡,其表面覆盖假膜,常伴颌下淋巴结肿大,病程1~2周。

3.溃疡性口腔炎

由链球菌、金黄色葡萄球菌、肺炎链球菌、绿脓杆菌和大肠杆菌等致病菌感染引起的口腔炎症,常发生于急慢性感染和机体抵抗力降低时。病初黏膜充血、水肿、疱疹,后出现境界清楚的溃疡,创面覆盖较厚的纤维素性渗出物形成的灰白色或黄色假膜,剥离后呈现出血性糜烂面;患处疼痛、拒食、烦躁;发热、淋巴结肿大。血常规白细胞常增高。

4.坏疽性口腔炎(走马疳)

主要为梭状芽孢杆菌和奋森螺旋体混合感染引起,多发生于营养不良、抵抗力差的小儿或百日咳、麻疹患儿。起病急,发热,拒食,精神萎靡,多有明显中毒症状;溃疡始于牙龈,腐烂、坏死、易出血,蔓延至唇、颊发生大块腐败坏死可穿通面颊;口恶臭、流涎,常伴颌下淋巴结肿大。

二、治疗

(1)注意口腔清洁,淡盐水清洁口腔,溃疡性口腔炎、坏疽性口腔炎以1%~3%过氧化氢或1:2000高锰酸钾液清洗溃疡面,多饮水。

(2)局部涂西瓜霜、锡类散、珠黄散等,鹅口疮涂布1%甲紫溶液或1:10万单位制霉菌素甘油;疼痛严重者进食前局部涂布2%利多卡因。

(3)抗感染。疱疹性口腔炎可选用阿昔洛韦类药物抗病毒治疗;溃疡性口腔炎、坏疽性口腔炎选用针对病因的抗生素。

(4)发热者用退热剂。

（5）供给维生素,加强全身治疗。

第二节　胃食管反流病

胃食管反流(gastroesophageal reflux,gER)是指胃内容物包括从十二指肠流入胃的胆盐和胰酶反流入食管。分生理性和病理性两种。病理性反流伴临床症状称胃食管反流病。病理性胃食管反流是由于下食管括约肌(LES)的功能障碍、食管廓清能力降低、食管黏膜的屏障功能破坏及胃、十二指肠功能失常所引起。

一、诊断要点

1.临床表现

（1）食管内症状

1）呕吐:是小婴儿 GER 的主要临床表现。除一般性溢乳外,相当一部分为进行性喷射性呕吐。呕吐物多为乳汁和乳块,亦可为黄色或草绿色胃内容物,说明伴有十二指肠胃食管反流。部分呕吐物为血性或伴咖啡样物,反映并发食管炎所致出血。

2）反胃:是年长儿 GER 的主要症状。空腹时反胃为酸性胃液反流,称为"反酸"。但也可有胆汁、胰液溢出。发生于睡眠时的反胃,常不被患者察觉,醒来可见枕上遗有胃液或胆汁痕迹。

3）胃灼热:是年长儿的最常见症状,多为上腹部或胸骨后的一种温热感或烧灼感,典型情况下,多出现于饭后 1～2 小时。

4）胸痛:也见于年长儿,疼痛位于胸骨后、剑突下或上腹部,常放射到胸、背、肩、颈、下颌、耳和上肢,向左臂放射较多,少数患者有手和上肢的麻木感。

5）吞咽困难:因炎症刺激引起食管痉挛所致。无语言表达能力的婴儿则表现为喂食困难,患儿有较强的进食欲望及饥饿感,但吃一口后即表现出烦躁、拒食。

（2）食管外症状

1）呼吸系统的症状:反复呼吸道感染、慢性咳嗽、吸入性肺炎、哮喘、窒息、早产儿呼吸暂停、喉喘鸣等呼吸系统疾病。

2）咽喉部症状:咽部异物感、咽痛、咳嗽、发音困难、声音嘶哑、喉喘鸣、喉炎等症状。

3）口腔症状:反复口腔溃疡、龋齿、多涎,系反流物刺激损伤口腔黏膜所致。

4）全身症状:最多见为贫血、营养不良。少见症状有:①婴儿哭吵综合征:指婴儿病理性 GER 伴神经精神症状,表现为应激性增高,进食时哭吵,烦躁不安。②Sandifer 综合征:是指病理性 GER 患儿类似斜颈的一种特殊的"公鸡样"的姿态,同时伴有 GER、杵状指、蛋白丢失性肠病及贫血貌。

2.实验室和其他检查

（1）24 小时食管动态 pH 值监测:为首选诊断方法。不仅可以发现反流,还可以区分生理性还是病理性。食管 pH 下降到 4 以下持续 15 秒以上定义为一次反流。Biox-ocha 评分＞11.6 考虑为病理性胃食管反流。

（2）食管钡餐造影:X 线分级对判断 GER 产生程度有一定帮助。①0 级:无内容物反流入食管下端;②Ⅰ级:少量胃内容物反流至食管下端;③Ⅱ级:反流至食管,相当于主动脉弓平面;④Ⅲ级:反流至颈部食管;⑤Ⅳ级:频繁反流至咽部,且伴有食管运动障碍;⑥Ⅴ级:反流合并吸入气管或肺。Ⅰ~Ⅲ级为轻度,Ⅳ、Ⅴ级为重度。5分钟内有3次反流即可确立有GER存在。

(3)食管动力功能检查:下食管括约肌压力低下、腹段括约肌或总长度短于正常儿者常伴有GER,但压力正常并不能除外GER。

(4)食管内镜检查及黏膜活检:通过内镜及活组织检查可确定是否有食管炎的病理改变,并能确定其程度,但不能反映反流的严重程度。

(5)胃-食管核素闪烁扫描:可诊断有无GER,并能观察食管功能。同时了解胃排空、食管清除等作用,当肺内出现标记的^{99m}Tc,即可证实呼吸道症状与GER有关。

以上各种方法均存在一定的假阳性、假阴性。目前推荐联合应用两种测定方法,保证诊断的准确性。以食管吞钡造影配合食管动力检查与24小时食道pH动态监测最为常用。

二、治疗

凡诊断为病理性胃食管反流的患儿,需及时进行治疗。

GER治疗目的:缓解症状,治愈食管炎症、溃疡,预防复发,防治并发症。主要通过增加抗反流机制及消除反流物的作用进行治疗。

1.一般治疗

包括体位治疗和饮食治疗。

(1)体位:新生儿、婴幼儿体位认为前倾俯卧30°最佳,但此体位可能增加婴儿猝死的危险,应慎重。年长儿右侧卧位抬高15~20cm,以利胃排空减少反流。

(2)饮食和喂养方式:新生儿宜少量多餐,以减少胃容量。婴儿以稠奶喂养(配方奶加米糊增厚)。年长儿少量多餐,以高蛋白低脂饮食为主。

2.药物治疗

根据GER的发病机制,药物治疗目的为增加LES压力,抑制胃酸分泌,促进食管蠕动及胃排空。

(1)促胃肠动力剂:多潘立酮,系多巴胺D_2受体拮抗剂,使肠道上部的蠕动和张力恢复正常,促进胃排空,增加胃窦和十二指肠运动,协调幽门收缩,增加食管蠕动和LES的张力。剂量:每次0.3mg/kg,每天3~4次。

西沙必利,系5-羟色胺受体(5-HT$_4$受体)激动剂。刺激肠肌间神经丛的乙酰胆碱释放,加强并协调全胃肠运动;增加LES压力,缩短食管酸暴露时间,减少GER参数。不良反应为短暂的腹痛,肠鸣,稀便,有报道可致心电图Q-T延长,应用时应注意心电图的监测。剂量:新生儿每次0.1mg/kg,婴幼儿每次0.15~0.2mg/kg,儿童每次0.3mg/kg,每天3~4次,最大剂量每次5mg。

(2)止酸药:抑制胃酸分泌的药物主要包括组胺H_2受体拮抗剂、质子泵抑制剂。可选用西咪替丁(clmetidine),每天10~15mg/kg,分4次;雷尼替丁(ranitidine),每天3~5mg/kg,每天2次;质子泵抑制剂:奥美拉唑(omeprazole,洛赛克),每天0.7mg/kg,一天1次。尤其适用子食管炎者。

3.手术治疗

绝大多数GER患儿经一般疗法和药物治疗后能痊愈,如有下列情况可考虑手术治疗:

（1）内科治疗6～8周和严格的药物治疗无效，有严重的并发症（消化道出血、营养不良、生长迟缓）。

（2）严重的食管炎或缩窄形成或发现有裂孔疝者。

（3）有呼吸道并发症如呼吸道梗阻、反复吸入性肺炎或窒息、伴支气管肺发育不良者。手术应严格掌握适应证。目前多采用Nissen胃底折叠术加胃固定术来完成抗反流作用。

第三节　消化性溃疡

消化性溃疡主要指胃、十二指肠黏膜及其深层组织被胃消化液所消化（自身消化）而造成的局限性组织丧失。主要指胃和十二指肠的溃疡。本病可发生于小儿任何年龄，以学龄儿童为主。消化性溃疡分二大类：原发性（特发性）溃疡和继发性（应激性）溃疡。根据部位分：胃溃疡，十二指肠溃疡，复合性溃疡（胃和十二指肠溃疡并存）。消化性溃疡的确切的发病机制未明。目前认为消化性溃疡的胃和十二指肠内侵袭因子与黏膜防御失去平衡的结果。消化性溃疡的发生与黏膜损害因素（胃酸、胃蛋白酶）增强，保护因素（胃黏膜屏障、黏液重碳酸盐屏障、血沉、前列腺素、细胞生长因子等）的减弱以及幽门螺杆菌感染有关。十二指肠溃疡的发病以损害因素增强为主，而胃溃疡的发病则以保护因素减弱为主。

一、诊断要点

1.临床表现

（1）新生儿期：此期胃溃疡多于十二指肠溃疡，以急性应激性溃疡多见，通常见于早产儿，有窒息、缺氧史，低血糖，呼吸窘迫综合征，严重中枢神经系统疾病为患儿。以突然上消化道出血及穿孔为主要特征，大多在出生24～48小时发生，起病急骤、呕血、便血、腹胀、休克，易被误诊，往往在手术或尸解时才被确诊。少数患儿表现为哭吵、拒奶、呕吐等非特异症状。

（2）1个月～3岁：此年龄期仍以急性应激性溃疡为多，胃溃疡和十二指肠溃疡发病率相等。应激性溃疡临床表现危急，呕血、便血、穿孔可以是首发症状。原发性溃疡则多表现为食欲差，呕吐，进食后阵发性哭闹、腹胀不适，因呕吐和吃奶差引起生长发育迟缓，也可表现呕血和黑便。

（3）3岁～6岁：原发性溃疡渐增多，胃溃疡和十二指肠溃疡发病率相近。临床表现多有腹痛，不规则间歇性，常位于脐周，与进食无明显关系，有时也表现为"心窝部疼痛"，进食后加重，部分病人有夜间痛，清晨腹痛。进食后呕吐是另一常见的临床表现。黑便、呕血可为主要症状。

（4）6岁以上儿童：以原发性溃疡及十二指肠溃疡多见。临床症状渐渐与成人接近。腹痛为最常见的临床表现。大多呈间歇性，偶尔持续性或周期性间以数周或数月。部位多位于剑突下，也可在脐周。多为隐痛，也可为剧烈烧灼感。与进食无关。有时进食后缓解，但数小时后又再度发作。还可出现暖气、泛酸、便秘、消瘦。一些患儿无慢性腹痛，突然呕吐、黑便、昏厥甚至休克。也有表现为慢性贫血伴粪便隐血阳性。

并发症：消化道出血、溃疡穿孔、幽门梗阻，以出血为多见。

2.确诊需要依靠X线检查和内镜检查。

（1）胃镜检查：胃镜检查是诊断消化性溃疡最可靠的方法，具有确诊价值，不仅诊断率高，达95%,而且在确定溃疡的数目、形状、部位和分期情况下更为可靠。溃疡多呈圆形、椭圆形,少数呈线形、不规则形。十二指肠溃疡有时表现为一片充血黏膜上散在小白苔,形如霜斑,称"霜斑样溃疡",在小儿不少见。根据部位分:胃溃疡,十二指肠溃疡,复合性溃疡(胃和十二指肠溃疡并存)。根据胃镜所见分三期:①活动期:溃疡基底部有白色或灰白色厚苔,边缘整齐,周围黏膜充血、水肿,有时易出血,黏膜向溃疡集中。霜斑样溃疡属活动期。②愈合期:溃疡变浅,周围黏膜充血水肿消退,基地出现薄苔。③瘢痕期:溃疡基底部白苔消失,遗下红色瘢痕,以后红色瘢痕转为白色瘢痕,其四周黏膜辐射状,表示溃疡完全愈合,可遗留轻微凹陷。

(2)X线检查:应用硫酸钡进行胃肠造影。壁龛或龛影是唯一确诊溃疡的X线直接征象。一些征象如局部压痛、胃大弯痉挛切迹、幽门梗阻、十二指肠球部激惹、痉挛、畸形,能提示溃疡的存在但不能作为确诊依据。X线诊断小儿消化性溃疡的准确性大约为60%。急性溃疡浅表,愈合快,更易误诊。

(3)Hp的检测:常规检测Hp,在胃窦距幽门5cm内取胃黏膜组织,作细菌、培养、组织切片染色、快呋塞米素酶试验等,或进行^{13}C-尿素呼吸试验。

二、治疗

消化性溃疡治疗应达到四个目的:缓解症状,促进愈合,预防复发,防止并发症。所有无严重并发症的患儿均应首先进行内科治疗,只有在内科治疗无效的顽固性溃疡病儿或发生大出血、穿孔、器质性幽门梗阻时,才考虑外科手术治疗。内科治疗包括药物治疗,消除有害的因素如避免应用NSAID等,减少精神刺激,休息。

1.一般治疗

饮食方面以容易消化,刺激性小的食物为主;饮食有节制,定时适当;少吃冷饮、糖果、油炸食品,避免含碳酸盐饮料、浓茶、咖啡,酸辣调味品等刺激性食物。培养良好生活习惯,有规律生活,保证充足睡眠,避免过分疲劳和精神紧张。继发性溃疡病者应积极治疗原发病。

2.药物治疗

消化性溃疡的药物治疗包括抑制胃酸分泌,强化黏膜防御能力,根治Hp感染。

(1)抑制胃酸治疗:抑制胃酸治疗是消除侵袭因素的主要途径。

1)组胺H_2受体拮抗剂:常用的H_2受体拮抗剂为雷尼替丁,每天3~5mg/kg,每日2次或睡前一次,疗程4~8周;西咪替丁,每日10~15mg/kg,每日2次,疗程4~8周;法莫替丁,0.9mg/kg,睡前一次,疗程2~4周6一般来说,H_2受体拮抗剂为相当安全的药物,严重的不良反应发生率很低。最常见的有腹泻,头晕,嗜睡,疲劳,肌痛,便秘;其他少见的有泌乳,男性乳房发育(雷尼替丁几乎无此不良反应);中性粒细胞减少,贫血,血小板减少;血清肌酐升高;大剂量静脉注射的患儿可引起血清转氨酶升高,心动过缓,低血压,精神错乱。

2)质子泵抑制剂:奥美拉唑(omeprazole),每日0.6~0.8mg/kg,清晨顿服,疗程2~4周,溃疡绝大多数能愈合。

3)中和胃酸的药物:氢氧化铝凝胶、铝碳酸镁等。起缓解症状和促进溃疡愈合的作用。

4)胃泌素G受体阻止剂:丙谷胺,主要用于溃疡病后期,作为其他制酸药(尤其是质子泵抑制剂)停药后维持治疗时抗胃酸反跳,促进溃疡愈合质量,防止复发。抗胆碱能制剂很少应用。

(2)强化黏膜防御能力

1)硫糖铝:疗效相当于 H_2 受体拮抗剂,常用剂量每日 10～25mg/kg,分四次,疗程 4～8 周。主要优点是安全,偶尔可引起便秘、恶心。该药分子中含铝,长期服用,尤其当肾衰竭时会导致铝中毒。

2)铋剂类:胶态次枸橼酸铋钾(CBS),果胶酸铋钾,复方铝酸铋。剂量每日 6～8mg/kg,分 3 次,疗程 4～6 周。CBS 治疗消化性溃疡疗效与 H_2 受体拮抗剂相似,主要优点在于能减少溃疡的复发率。此可能与其对 Hp 有杀灭作用有关。CBS 可导致神经系统不可逆转损害、急性肾衰竭。尤其当长期、大剂量应用时,小儿应用时应谨慎,严格掌握剂量和用药时间。最好有血铋监测。

3)柱状细胞稳定剂:麦滋林-S(marzulene-S)、替普瑞酮(teprenone)、吉法酯(gefarnate)等。主要作为溃疡病的辅助用药。尤其与抗胃酸分泌类药物联合使用,有促进溃疡愈合作用,也用于溃疡疾病恢复期维持治疗,以促进溃疡愈合质量及胃黏膜功能恢复,防止复发。

4)其他:表皮生长因子、生长抑素等治疗溃疡并已在临床研究中。

(3)抗 Hp 治疗:临床常用的药物有:次枸橼酸铋钾(CBS)每日 6～8mg/kg,阿莫西林每日 50mg/kg,甲硝唑每日 25～30mg/kg,替硝唑每日 10mg/kg,呋喃唑酮每日 5～10mg/kg、克拉霉素每日 10～15mg/kg。一类是以铋剂4～6 周与两种抗生素(阿莫西林、甲硝唑、替硝唑、呋喃唑酮)2 周联合,一类为质子泵抑制剂(PPI)联合二种抗生素(克拉霉素、阿莫西林、甲硝唑或替硝唑)1～2 周组成"三联"方案。

3.治疗实施

初期治疗:H_2 受体拮抗剂或奥美拉唑作为首选药物,硫糖铝也可作为第一线治疗药物。Hp 阳性患儿应同时进行抗 Hp 治疗。

维持治疗:抗酸药物停用后可用柱状细胞稳定剂、丙谷胺维持治疗。对多次复发、症状持久不缓解,伴有并发症,合并危险因素如胃酸高分泌,持续服 NSAID 或 Hp 感染等可予 H_2 受体拮抗剂或奥美拉唑维持治疗。

4.手术治疗

消化性溃疡手术是切除大部分胃液分泌的面积,切断迷走神经以防止胃酸产生。手术指证:①溃疡病合并大出血、急性穿孔和器质性幽门梗阻;②顽固性溃疡,经积极内科治疗不愈;③术后复发性溃疡;④怀疑为恶性溃疡。

第四节　腹泻病

在未明确病因前,粪便性状改变与粪便次数比平时增多,统称为腹泻病。

根据病程腹泻病分为:急性腹泻病(acute diarrheal disease):病程在 2 周以内;迁延性腹泻病(persistent diarrheal disease):病程在 2 周～2 个月;慢性腹泻病(chronlc diarrheal disease):病程在 2 个月以上。按病情分为:轻型,无脱水,无中毒症状;中型,轻度至中度脱水或有中毒症状;重型:重度脱水或有明显中毒症状(烦躁、精神萎靡、嗜睡、面色苍白、高热或体温不升、白细胞计数明显增高等)。根据病因分为:感染性、痢疾、霍乱、其他感染性腹泻等。非感染性,包括食饵性(饮食性)腹泻,症状性腹泻,过敏性腹泻,其他腹泻病如乳糖不耐症、糖原性腹泻等。从粪便性状分为水样便性和脓血便性腹泻病,本节主要介绍前者。

一、诊断要点

根据发病季节、年龄、粪便性状、排便次数做出初步诊断,对于脱水程度和性质.有无酸中毒以及钾、钠等电解质缺乏,进行判断。必要时进行细菌、病毒以及寄生虫等病原学检查,作为病因诊断。

1.临床表现

(1)消化道症状:腹泻时粪便次数增多,量增加,性质改变,粪便次数每日 3 次以上,甚至 10~20 次/日,呈稀便、糊状便、水样便,少数患儿黏液脓血便。判断腹泻时粪便的硬度比次数更重要。如果便次增多而粪便成形,不是腹泻。人乳喂养儿每天排便 2~4 次呈糊状,也不是腹泻。恶心、呕吐是常见的伴发症状,严重者呕吐咖啡样物,其他有腹痛、腹胀、食欲不振,严重者拒食等。

(2)全身症状:病情严重者全身症状明显,大多数有发热,体温 38~40℃,少数高达 40℃以上,烦躁不安,精神萎靡、嗜睡、惊厥、甚至昏迷。随着全身症状加重,可引起神经系统、心、肝、肾功能失调。

(3)水、电解质及酸碱平衡紊乱:主要为脱水及代谢性酸中毒,有时还有低钾血症,低钙血症。

1)脱水:一般表现为体重减轻,口渴不安,皮肤苍白或苍灰,弹性差,前囟和眼眶凹陷,黏膜干燥,眼泪减少,尿量减少。严重者可导致循环障碍。按脱水程度分为轻度、中度、重度。脱水的评估见表 4-1。

表 4-1　脱水及液体丢失量的估计

症状和体征	轻度脱水	中度脱水	重度脱水
一般情况	口渴、不安、清醒	口渴、烦躁不安、昏睡、易激惹	嗜睡、萎靡不振、昏迷、发冷、四肢厥冷
桡动脉波动	正常	慢而弱	细数,有时触不到
收缩压	正常	正常~低	低于 10.7kPa 或听不到
呼吸	正常	深,可增快	深而快
皮肤弹性	正常	稍差	极差,捏起后展平>2 秒
口唇	湿润	干	非常干
前囟	正常	凹陷	非常凹陷
眼眶	正常	凹陷	深凹陷
眼泪	有	无	无
尿量	正常	量少色深	数小时无尿
体重损失	5%	5%~10%	10%以上
液体丢失量(ml/kg)	50	50~100	100~120

2)代谢性酸中毒:脱水大多有不同程度的代谢性酸中毒。主要表现为精神萎靡、嗜睡、呼

吸深长呈叹息状,口唇樱红,严重者意识不清、新生儿及小婴儿呼吸代偿功能差,呼吸节律改变不明显,主要表现为嗜睡、面色苍白、拒食、衰弱等,应注意早期发现。

3)低钾血症:病程在 1 周以上时低钾血症相继出现。营养不良者出现较早且较重。在脱水未纠正前,因血液浓缩、尿少,血钾浓度可维持正常,此时很少出现低钾血症。输入不含钾的液体后,随着血液被稀释,才逐渐出现。血清钾低于 3.5mmol/L 以下,表现为精神萎靡,肌张力减低,腹胀,肠蠕动减弱或消失,心音低钝。腱反射减弱或消失。严重者昏迷、肠麻痹、呼吸肌麻痹,心率减慢,心律不齐,心尖部收缩期杂音,可危及生命。心电图表现 ST 段下移,T 波压低、平坦、双相、倒置,出现 U 波,P-R 间期和 Q-T 间期延长。

4)低钙血症和低镁血症:在脱水与酸中毒纠正后可出现低钙血症。表现烦躁,手足搐搦或惊厥,原有营养不良、佝偻病更易出现,少数患儿可出现低镁血症,表现为手足震颤,舞蹈病样不随意运动,易受刺激,烦躁不安。严重者可发生惊厥。

(4)几种常见感染性腹泻的临床表现特点

1)轮状病毒性肠炎:好发于秋冬季,呈散发或小流行,病毒通过粪-口途径以及呼吸道传播。多见于 6～24 月的婴幼儿。潜伏期 1～3 天,常伴发热和上呼吸道感染症状。发病急,病初即有呕吐,然后腹泻,粪便呈水样或蛋汤样,带有少量黏液,无腥臭,每日数次至十余次。常伴脱水和酸中毒。本病为自限性疾病,病程 3～8 天,少数较长,粪便镜检偶见少量白细胞。病程 1～3 天内大量病毒从粪便排出,最长达 6 天。血清抗体一般 3 周后上升,病毒较难分离,免疫电镜、ELISA 或核酸电泳等均有助于病因诊断。

2)诺沃克病毒:多见于较大儿童及成年人,临床表现与轮状病毒肠炎相似。

3)大肠杆菌肠炎:常发生于 5,8 月份,病情轻重不一。致病性大肠杆菌肠炎粪便呈蛋汤样,腥臭,有较多的黏液,偶见血丝或黏冻便,常伴有呕吐,多无发热和全身症状。主要表现水、电解质紊乱。病程 1～2 周。产毒素性大肠杆菌肠炎,起病较急,主要症状为呕吐、腹泻,粪便呈水样,无白细胞,常发生明显的水、电解质和酸碱平衡紊乱,病程 5～10 天。侵袭性大肠杆菌肠炎,起病急,高热,腹泻频繁,粪便呈黏冻状,带脓血,常伴恶心、腹痛、里急后重等症状,有时可出现严重中毒症状,甚至休克。临床症状与细菌性痢疾较难区别,需作粪便培养鉴别。出血性大肠杆菌肠炎,粪便次数增多,开始为黄色水样便,后转为血水便,有特殊臭味,粪便镜检有大量红细胞,常无白细胞。伴腹痛。可伴发溶血尿毒综合征和血小板减少性紫癜。

4)空肠弯曲菌肠炎:全年均可发病,多见于夏季。可散发或暴发流行。以 6 个月～2 岁婴幼儿发病率最高,家畜、家禽是主要的感染源,经粪-口途径动物→人或人→人传播。潜伏期 2～11 天。起病急,症状与细菌性痢疾相似。发热、呕吐、腹痛、腹泻,粪便呈黏液或脓血便,有恶臭味。产毒菌株感染可引起水样便,粪便镜检有大量白细胞及数量不等的红细胞,可并发严重的小肠结肠炎、败血症、肺炎、脑膜炎、心内膜炎、心包炎等。

5)耶尔森菌小肠结肠炎:多发生于冬春季节,以婴幼儿多见。潜伏期 10 天左右。无明显前驱症状。临床症状多见且与年龄有关。5 岁以下患儿以腹泻为主要症状,粪便为水样、黏液样、脓样或带血。粪便镜检有大量白细胞,多半腹痛、发热、恶心和呕吐。5 岁以上及青少年以下腹痛、血白细胞增高、血沉加快为主要表现,酷似急性阑尾炎。本病可并发肠系膜淋巴结炎、结节性红斑、反应性关节炎、败血症、心肌炎、急性肝炎、肝脓肿、结膜炎、脑膜炎、尿道炎或急性肾炎等。病程1~3周。

6)鼠伤寒沙门菌肠炎:全年发病,以4~9月发病率最高。多数为2岁以下婴幼儿,易在儿科病房发生流行。经口传播。潜伏期8~24小时。主要临床表现为发热、恶心、呕吐、腹痛、腹胀、"喷射"样腹泻,粪便次数可达30次以上,呈黄色或墨绿色稀便,水样便,黏液便或脓血便。粪便镜检可见大量白细胞及不同数量的红细胞,严重者可出现脱水、酸中毒及全身中毒症状,甚至休克,也可引起败血症,脑脊髓膜炎。一般病程2~4周。带菌率高,部分患儿病后排菌2个月以上。

7)金黄色葡萄球菌肠炎:很少为原发性,多继发于应用大量广谱抗生素后或继发于慢性疾病基础上。起病急,中毒症状重。表现为发热、呕吐、频泻。不同程度脱水、电解质紊乱,严重者发生休克。病初粪便为黄绿色,3~4日后多转变为腥臭,海水样便,黏液多。粪便镜检有大量脓细胞及革兰氏阳性菌。培养有葡萄球菌生长,凝固酶阳性。

8)伪膜性肠炎:多见长期使用抗生素后,由于长期使用抗生素导致肠道菌群失调,使难辨梭状芽孢杆菌大量繁殖,产生坏死毒素所致。主要症状为腹泻,粪便呈黄稀、水样或黏液便,少数带血,有伪膜排出(肠管型),伴有发热、腹胀、腹痛。腹痛常先于腹泻或与腹泻同时出现。常伴显著的低蛋白血症,水、电解质紊乱,全身软弱呈慢性消耗状。轻型患儿一般于停药后5~8天腹泻停止,严重者发生脱水、休克至死亡;如果患儿腹泻发生于停药后或腹泻出现后持续用抗生素,则病程常迁延。

9)白色念珠菌肠炎:多发生于体弱、营养不良小儿,长期滥用广谱抗生素或糖皮质激素者。口腔内常伴有鹅口疮。粪便次数增多,色稀黄或发绿,泡沫较多,带黏液有时可见豆腐渣样细块(菌落),粪便在镜下可见真菌孢子和假菌丝,作粪便真菌培养有助于鉴别。

2.实验室和其他检查

(1)粪便常规检查:粪便显微镜检查,注意有无脓细胞、白细胞、红细胞与吞噬细胞,还应注意有无虫卵、寄生虫、真菌孢子和菌丝。有时需反复几次才有意义,有助于腹泻病的病因和病原学诊断。

(2)粪便培养:对确定腹泻病原有重要意义。一次粪便培养阳性率较低,需多做几次,新鲜标本立即培养可提高阳性检出率。

(3)粪便乳胶凝集试验:对某些病毒性肠炎有诊断价值,如轮状病毒、肠道腺病等。有较好敏感性和特异性。对空肠弯曲菌肠炎的诊断有帮助。

(4)酶联免疫吸附试验:对轮状病毒有高度敏感性、特异性。有助于轮状病毒炎和其他病毒性肠炎诊断。

(5)聚丙烯酰凝胶(PAGE)电泳试验:此法可检测出轮状病毒亚群及不同电型,有助于轮状病毒分类和研究。

(6)粪便还原糖检查:双糖消化吸收不良时,粪便还原糖呈阳性,pH值<6.0。原糖检查可用改良班氏试剂或Clinitest试纸比色。

(7)粪便电镜检查:对某些病毒性肠炎有诊断价值。如轮状病毒性肠炎,诺沃克病毒性肠炎等。

(8)血白细胞计数和分类:病毒性肠炎白细胞总数一般不增高。细菌性肠炎白细胞总数可增高或不增高,半数以上的患儿有杆状核增高,杆状核大于 10%,有助于细菌感染的诊断。

(9)血培养:对细菌性痢疾、大肠杆菌和沙门菌等细菌性肠炎有诊断意义,血液细菌培养阳性者有助于诊断。

(10)血生化检查:对腹泻较重的患儿,应及时检查血 pH、二氧化碳结合力、碳酸氢根、血钠、血钾、血氯、二氧化碳结合力、血渗透压,对于诊断及治疗均有重要意义。

(11)血浆蛋白、白蛋白测定:对迁延性和慢性腹泻者。也可作纤维结肠镜检查。

(12)小肠黏膜活检:用于慢性腹泻患儿。经口作小肠黏膜活检并收集十二指肠液是了解慢性腹泻病理生理最好方法并可诊断疾病。

(13)消化吸收功能试验:对迁延性和慢性腹泻者,必要时作乳糖、蔗糖或葡萄糖耐量试验,呼气氢试验(一种定量非侵入性测定碳水化合物吸收不良的方法,有条件可以应用),甚至蛋白质、碳水化合物和脂肪的吸收功能检查等。

(14)其他检查:腹部透视、腹部摄片、胃肠造影、气钡对比双重造影、腹部 B 型超声检查,纤维结肠镜检查,免疫学检查等。

二、治疗

腹泻病的治疗原则为预防脱水,纠正脱水,继续饮食,合理用药。

1.急性腹泻的治疗

(1)脱水的防治

1)预防脱水:腹泻导致体内大量的水与电解质丢失。因此,患儿一开始腹泻,就应该给口服足够的液体并继续给小儿喂养,尤其是婴幼儿母乳喂养,以防脱水。选用以下方法:①ORS(世界卫生组织推荐的口服液):本液体为 2/3 张溶液,用于预防脱水时加等量或半量水稀释以降低张力。每次腹泻后,2 岁以下服 50~100ml,2~10 岁服 100~200ml,大于 10 岁的能喝多少就给多少。也可按 40~60ml/kg,腹泻开始即报用。②米汤加盐溶液:米汤 500ml＋细盐 1.75g 或炒米粉 25g＋细盐 1.75g＋水 500ml 煮 2~3 分钟。用量为 20~40ml/kg,4 小时服完,以后随时口服能喝多少给多少。③糖盐水:白开水 500ml＋蔗糖 10g＋细盐 1.75g。用法用量同米汤加盐溶液。

2)纠正脱水:小儿腹泻发生的脱水,大多可通过口服补液疗法纠正。重度脱水需静脉补液。

a.口服补液:适用于轻度、中度脱水者。有严重腹胀、休克、心肾功能不全及其他较重的并发症以及新生儿,均不宜口服补液。分两个阶段,即纠正脱水阶段和维持治 50~80ml/kg,少量多次口服,以免呕吐影响疗效,所需液量在 4~6 小时内服完。脱水纠正后,ORS 以等量水稀释补充继续丢失量,随丢随补,也可按每次 10ml/kg 计算。生理需要量选用低盐液体,如开水、母乳或牛奶等,婴幼儿体表面积相对较大,代谢率高,应注意补充生理需要量。

b.静脉补液:重度脱水和新生儿腹泻患儿均宜静脉补液。

第一天补液:包括累积损失量、继续损失量和生理需要量。累积损失量根据脱水程度计算,轻度脱水 50ml/kg,中度脱水 50~100ml/kg,重度脱水 100~120ml/kg。溶液电解质和非电解质比例(即溶液种类)根据脱水性质而定,等渗性脱水用 1/2 张含钠液,低渗性脱水用 2/3 张含钠液,高渗性脱水用 1/3 张含钠液。输液滴速宜稍快,一般在 8~12 小时补完,约每小时 8~10ml/kg。对重度脱水合并周围循环障碍者,以 2∶1 等张含钠液 20ml/kg,于 30~60 分钟内静脉推注或快速滴注以迅速增加血容量,改善循环和肾脏功能。在扩容后根据脱水性质选用前述不同溶液继续静滴,但需扣除扩容量。对中度脱水无明显周围循环障碍不需要扩容。继续丢失量和生理需要量能口服则口服,对于不能口服、呕吐频繁、腹胀者,给予静脉补液,生理需要量每日 60~80ml/kg,用 1/5 张含钠液补充,继续损失量是按"失多少补多少",用 1/3 含钠溶液补充,两者合并,在余 12~16 小时补完,一般约每小时 5ml/kg。

第二天补液:补充继续丢失量和生理需要量。能口服者原则同预防脱水。需静脉补液者,将生理需要量和继续丢失量二部分液体(计算方法同上所述)一并在 24 小时均匀补充。

3)纠正酸中毒:轻、中度酸中度无须另行纠正,因为在输入的溶液中已含有一部分碱性溶液,而且经过输液后循环和肾功能改善,酸中毒随即纠正。严重酸中毒经补液后仍表现有酸中毒症状者,则需要用碱性药物。常用的碱性药物有碳酸氢钠和乳酸钠。在无实验室检查条件时,可按 5%碳酸氢钠 5ml/kg 或 11.2%乳酸钠 3ml/kg,可提高 CO_2 结合力 5mmol/L。需要同时扩充血容量者可直接用 1.4%碳酸氢钠 20ml/kg 代替 2:1 等张含钠液,兼扩容和加快酸中毒纠正的作用。已测知血气分析者,按以下公式计算:

需补碱性液(mmol)数 =(40-CO_2 结合力)×0.5×体重(kg)/2.24

或 =BE×0.3×体重(kg)

5%碳酸氢钠(ml)=BE×体重(kg)/2

碱性药物先用半量。

4)钾的补充:低钾的纠正一般按氯化钾 3~4mmol/(kg·d)或 10%氯化钾 3ml(k·d),浓度常为 0.15%~0.3%。切勿超过 0.3%,速度不宜过快。患儿如能口服,改用口服。一般情况下,静脉补钾,需肾功能良好,即见尿补钾。但在重度脱水患儿有较大量的钾丢失,补液后循环得到改善,血钾被稀释。酸中毒纠正,钾向细胞内转移,所以易造成低血钾。重度脱水特别是原有营养不良或病程长,多日不进食的患儿,及时补钾更必要。一般补钾 4~6 天,严重缺钾者适当延长补钾时间。

5)钙和镁的补充:一般患儿无须常规服用钙剂,对合并营养不良或佝偻病的患儿应早期给钙。在输液过程中如出现抽搐,可给予 10%葡萄糖酸钙 5~10ml,静脉缓注,必要时重复使用。个别抽搐患儿用钙剂无效,应考虑到低镁血症的可能,经血镁测定,证实后可给 25%硫酸镁,每次给 0.2ml/kg,每天 2~3 次,深部肌注,症状消失后停药。

(2)饮食治疗:强调腹泻患儿继续喂养,饮食需适应患儿的消化吸收功能,根据个体情况,分别对待,最好参考患儿食欲、腹泻等情况,结合平时饮食习惯,采取循序渐进的原则,并适当补微量元素和维生素。母乳喂养者应继续母乳喂养,暂停辅食,缩短每次喂乳时间,少量多次喂哺。人工喂养者,暂停牛奶和其他辅食 4~6 小时后(或脱水纠正后),继续进食。6 个月以下婴儿,以牛奶或稀释奶为首选食品。轻症腹泻者,配方牛奶喂养大多耐受良好。严重腹泻者,消化吸收功能障碍较重,双糖酶(尤其乳糖酶)活力受损,乳糖吸收不良,全乳喂养可加重腹泻症状,甚至可引起酸中毒,先以稀释奶、发酵奶、奶谷类混合物、去乳糖配方奶喂哺,每天喂 6 次,保证足够的热量,逐渐增至全奶。6 个月以上者,可用已经习惯的平常饮食,选用稠粥、面条,并加些植物油、蔬菜、肉末或鱼末等,也可喂果汁或水果食品。密切观察,一旦小儿能耐受即应恢复正常饮食。遇脱水严重、呕吐频繁的患儿,宜暂禁食,先纠正水和电解质紊乱,病情好转后恢复喂养。必要时对重症腹泻伴营养不良者采用静脉营养。腹泻停止后,应提供富有热卡和营养价值高的饮食,并应超过平时需要量的 10%～100%,一般 2 周内每日加餐一次,以较快地补偿生长发育,赶上正常生长。

(3)药物治疗

1)抗生素治疗:临床指证为:①血便;②有里急后重;③大便镜检白细胞满视野;④大便pH7 以上。非侵袭性细菌性腹泻重症、新生儿、小婴儿和原有严重消耗性疾病者如肝硬化、糖尿病、血液病、肾衰竭等,使用抗生素指证放宽。

a.喹诺酮类药:治疗腹泻抗菌药的首选药物。常用诺氟沙星(氟哌酸)和环丙沙星;由于动物试验发现此类药物可致胚胎关节软骨损伤,因此在儿童剂量不宜过大,疗程不宜过长(一般不超过 1 周)。常规剂量:诺氟沙星每日 15～20mg/kg,分 2～3 次口服;环丙沙星每日 10～15mg/kg,分 2 次口服或静脉滴注。

b.小檗碱:用于轻型细菌性肠炎,每日 10mg/kg,分 3 次口服。

c.呋喃唑酮(痢特灵):每日 5～7mg/kg,分 3～4 口服。

d.氨基糖苷类:本类药临床疗效仅次于第三代头孢菌素与环丙沙星,但对儿童不良反应大,主要为肾及耳神经损害。庆大霉素已很少应用。阿米卡星每日 5～8mg/kg,分次肌注或静脉滴注。妥布霉素 3～5mg/kg,分 2 次静脉滴注或肌注。奈替米星 4～16mg/kg,1 次或分2 次静脉滴注。6 岁以下小儿慎用。

e.第三代头孢菌素及氧头孢烯类:腹泻的病原菌普遍对本类药敏感,包括治疗最为困难的多重耐药鼠伤寒沙门菌及志贺菌。临床疗效好,副作用少,但价格贵,需注射给药,故不作为临床第一线用药,仅用于重症及难治性患者。常用有头孢噻肟、头孢唑肟、头孢曲松、拉氧头孢等。

f.复方新诺明:每日 20～50mg/kg,分 2～3 次口服。近年来,因其耐药率高,较少应用。<3 岁慎用,<1 岁不用。

g.其他类抗生素:红霉素是治疗空肠弯曲菌肠炎的首选药,每日 25～30mg/kg,分 4 次口服或一次静脉滴注,疗程 7 天。隐孢子虫肠炎口服大蒜素片。真菌性采用制霉菌素,氟康唑或克霉唑。伪膜性肠炎停用原来抗生素,选用甲硝唑、万古霉素、利福平口服。

2)肠黏膜保护剂:蒙脱石,1 岁以下,每日 3.0(1 袋),1～2 岁每日 3.0～6.0,2～3 岁每日6.0～9.0,93 岁以上每日 9.0,每天分 3 次。溶于 30～50ml 液体(温水、牛奶或饮料)中口服。首剂量加倍。

3)微生态疗法:常用药:①乳酶生,为干燥乳酸杆菌片剂,每次 0.3ml,每日 3 次;②乐托尔,为嗜酸乳酸杆菌及其代谢产物,每包含菌 100 亿,每次 50～100 亿,每日 2 次;③回春生(丽珠肠乐),为双歧杆菌活菌制剂,每粒胶囊含双歧杆菌 0.5 亿,每次 1 粒,每日 2～3 次;④妈咪爱(medilac-vita),为活菌制剂,每袋含粪链球菌 1.35 亿和枯草杆菌 0.15 亿,每次 1 袋,每日 2～3 次;⑤培菲康,为双歧杆菌、乳酸杆菌和肠球菌三联活菌制剂,胶囊每次 1～2 粒,散剂每次1/2～1 包,每日 2～3 次。

2.迁延性和慢性腹泻的治疗

(1)预防、治疗脱水,纠正水、电解质和酸碱平衡紊乱。

(2)营养治疗:此类病人多有营养障碍。小肠黏膜持续损害、营养不良继发免疫功能低下的恶性循环是主要的发病因素。营养治疗是重点,尽早供给适当的热量和蛋白质以纠正营养不良状态,维持营养平衡,可阻断这一恶性循环。般热量需要在每日 669.4 kJ/kg(160kcal/kg),蛋白质每日 2.29g/kg,才能维持营养平衡。饮食的选择,应考虑到患儿的消化功能及经济状况,母乳为合适饮食,或选用价格低廉,可口的乳类食品,具体参照"急性腹泻"饮食治疗。要素饮食是慢性腹泻患儿最理想食品,含已消化的简单的氨基酸、葡萄糖和脂肪,仅需少量肠腔内和肠黏膜消化,在严重小肠黏膜损害和伴胰消化酶缺乏的情况下仍可吸收和耐受。应用时浓度用量视临床状况而定。少量开始,2~3 天达到所要求的热卡和蛋白质需要量。每天 6~7 次,经口摄入或胃管重力间歇滴喂。当腹泻停止,体重增加,逐步恢复普通饮食。对仅表现乳糖不耐受者选用去乳糖配方奶,豆浆,酸奶等。对严重腹泻儿进行要素饮食营养治疗后腹泻仍持续、营养状况恶化,需静脉营养。

静脉营养(TPN)的成分是葡萄糖、脂肪、蛋白质、水溶性和脂溶性维生素、电解质、微量元素。中国腹泻病方案推荐配方为每日脂肪乳剂 2~3g/kg,复方结晶氨基酸 2~2.5g/kg,葡萄糖 12~15mg/kg,液体 120~150ml/kg,热卡 209.2~376.6 kJ/kg(70~90kal/kg)。24 小时均匀进入体内。

长期 TPN 会导致肠黏膜萎缩,肠腺分泌减少及胆汁黏稠,而且长期输注葡萄糖,会影响食欲。因此,一旦病情好转,即改经口喂养。也可采用部分经口喂,部分静脉供给营养素和液体。

(3)抗生素:要十分慎重,用于分离出特异病原的感染,并根据药敏试验结果指导临床用药。

(4)肠黏膜保护剂。

(5)微生态疗法。

(6)中医治疗:对慢性腹泻治疗有一定的疗效。

第五节　液体疗法

一、小儿体液特点

1.体液总量和分布

见表 4-2。

表 4-2　各年龄组体液量及分布(占体重的%)

年　龄	液体总量	细胞外液		细胞内液
		血浆	间质液	
新生儿	78	6	37	35
1 岁	70	5	25	40
2~14 岁	65	5	20	40
成人	55~60	5	10~15	40~45

2.体液的电解质组成

除新生儿生后数日内血钾、血氯偏高,血钠、钙和碳酸氢盐偏低外,小儿体液内的电解质组成基本与成人相似。

3.水代谢的特点

1)水的需要量相对较大、交换率高。小儿婴儿每日水的交换量为细胞外液的1/2,而成人仅为1/7,故婴儿体内水的交换量比成人快3~4倍。小儿年龄愈小,水的需要量相对愈大(表4-3),不显性失水(表4-4)相对多,对缺水耐受力也愈差,病理情况下易发生脱水。

表4-3　各年龄小儿的正常水需要量

年　龄	需水量(ml/kg)
<1 岁	120~160
1~3 岁	100~140
4~9 岁	70~110
10~14 岁	50~90

表4-4　小儿不显性失水量

年龄分期	每小时不显性失水量(ml/kg)
早产儿	2.0~2.5
足月新生儿	1.0~1.6
婴儿	0.8~1.0
幼儿	0.6~0.7
儿童	0.5~0.6

2)体液平衡调节功能不成熟。肾脏浓缩稀释功能对于体液平衡调节起着重要作用。儿童肾功能不成熟,年龄愈小,其调节功能愈差。

二、水电解质和酸碱平衡紊乱

(一)脱水

1.脱水程度

由于呕吐、腹泻丢失体液和摄入量不足,使体液总量尤其细胞外液减少,导致不同程度脱水。按脱水程度分轻、中、重度脱水,见表4-5。

表4-5　脱水程度判断

脱水程度	失水量%(ml/kg)	精神状态	前囟、眼眶	皮肤弹性	尿量	周围循环
轻度	5%(50)5%~10%	稍差、略烦躁	稍凹陷	尚可	稍少	四肢暖
中度	(50~100)>10%	萎靡、烦躁	凹陷	差	明显减少	四肢凉
重度	>10%(100~120)	淡漠、昏迷	明显凹陷	消失(捏起皮肤回复≥2 秒)	极少,甚至无尿	四肢厥冷、脉搏细数、血压下降、休克

2.脱水的性质

水和电解质丧失的比例不同造成体液渗透压变化,导致不同性质脱水。按脱水性质分低渗、等渗、高渗性脱水,见表4-6。其中等渗性脱水临床最常见,其次为低渗性脱水,高渗性脱水少见。

表 4-6　脱水性质判断

脱水性质	等渗性脱水	低渗性脱水	高渗性脱水
失水、水钠比例	失水＝失钠	失水＞失钠	失水＜失钠
血钠浓度(mmol/L)	130～150	＜130	＞150
体液丧失特点	细胞外液减少	细胞外液明显减少	细胞外液略减少
	细胞内液无改变	细胞内液增多	细胞内液减少为主
临床特点	典型脱水表现	周围循环衰竭突出	细胞内脱水症状明显

1)等渗性脱水:血钠 130～150mmol/L。体液损失主要是血浆及间质液。

2)低渗性脱水:血钠＜130mmol/L。水向细胞内转移,间质液及血容量均减少。循环不良为突出症状。

3)高渗性脱水:血钠＞150mmol/L。细胞内水向外转移,临床表现以细胞内脱水及神经症状为主。

(二)酸中毒

1.原因

脱水循环不良使组织缺氧,乳酸堆积和肾排酸不足;因摄入不足体内脂肪分解产生酮症;以及腹泻丢失大量碱性肠液。CO_2-CP＜15mmol/L 即可出现临床症状。

2.治疗

轻度酸中毒随着脱水纠正酸中毒亦可同时纠正。中、重度酸中毒可用 5% 碳酸氢钠 5ml/kg,可以提高 CO_2-CP5mmol/L。可按公式计算,碱需要量(mmol)＝(22-测得 CO_2-CP)mmol/L×0.6×体重(kg);或碱需要量(mmol)＝｜-BE｜×0.3×体重(kg)。一般首次给予计算量的 1/2,以后根据病情调整。

(三)低血钾

血清钾＜3.5mmol/L 时为低血钾。

1.原因

1)腹泻时肠道丢失钾盐。

2)钾摄入量不足,如饥饿、禁食等。

3)肾脏排钾过多:大量输液、排钾利尿剂及皮质激素的使用。

4)钾在体内分布改变。酸中毒时细胞内钾向细胞外转移,酸中毒纠正,钾移向细胞内,出现低钾症状;合成 1g 糖原耗钾 0.36mmol。

2.临床表现

心音低钝,心率增快,腹胀,肠蠕动减少,严重者可出现麻痹性肠梗阻及呼吸肌麻痹。心电图出现 T 波低平、基底增宽、ST 段压低、Q-T 间期延长、出现 u 波、室上速或室性心动过速、室颤，也可发生心动过缓和房室传导阻滞、阿-斯综合征。

3.治疗

治疗原发病。轻度患儿可口服氯化钾每日 200～300mg/kg，重度低钾血症需静脉补液。全日总量一般为 100～300mg/kg，浓度不超过 0.3%（新生儿 0.15%～0.2%）；每日静脉补给时间不低于 6～8h。切忌将钾盐静脉推入，否则导致高钾血症，危及生命。一般连续补钾 4～6 d。

（四）低血钙及低血镁

婴儿尤其是营养不良及佝偻病患儿脱水纠正后，可出现低钙性抽搐，其原因主要是补液后血钙被稀释和酸中毒纠正后离子化钙比例降低。治疗给 10% 葡萄糖酸钙每次 1～2ml/kg，最大量≤10ml 加葡萄糖稀释后静注。低镁者用 25% 硫酸镁每日 0.1～0.2ml/kg。深部肌内注射，每日 2 次，症状缓解后停用。

三、液体疗法时常用的溶液

1.非电解质溶液

补充水分及部分热量，纠正体液的高渗状态。常用 5% 葡萄糖、10% 葡萄糖。

2.电解质溶液

补充丢失体液，纠正体液低渗状态，纠正酸碱失衡，补充所需电解质。常用 0.9% 氯化钠、10% 氯化钠、5% 碳酸氢钠、10% 氯化钾等。

3.混合溶液

为适用于不同情况的补液需要。

常用溶液及配制见表 4-7。

表 4-7　常用溶液及配制

溶液种类	5%GS	10%NaCl	5%SB
1：1 含钠液（ml）	500	20	-
1：2 含钠液	500	15	-
1：4 含钠液	500	10	-
2：1 等张含钠液	500	30	47
2：3：1 含钠液	500	15	24
4：3：1 含钠液	500	20	33

四、液体疗法

液体疗法包括补充累积损失量、继续损失量和生理需要量三部分。

1.累积损失量的补充

根据脱水程度补充。轻度脱水约 50ml/kg，中度脱水 50～100ml/kg，重度脱水 100～120ml/kg。

2.继续损失的补充

根据继续吐泻量酌情补充。一般禁食情况下为 10～40ml/kg 可用 1/2-1/3 张液体补充。

3.生理需要量的补充量

一般生理需要量用 1/4~1/5 张含钠液,按 60~80ml/kg 补充。

(一)口服补液

对于轻、中度以下脱水、无呕吐和腹胀患儿,可应用 ORS 或改良 ORS 纠正脱水。轻度脱水者常用量为 50ml/kg,中度脱水者为 80~100ml/kg,在 4~6h 内少量分次喂服。

(二)静脉补液

对于中重度脱水时吐泻重,腹胀明显,需经静脉补液。补液按三定(定量、定性、定速),三先(先快后慢,先浓后淡,先盐后糖)及两补(见尿补钾,见惊补钙)原则进行。各种原因引起的脱水情况不同,应当根据具体情况调整补液方案。

(三)婴儿腹泻的补液

1.体液特点

(1)婴儿腹泻时丢失水及电解质,以细胞外液为主,间质液先减少然后累及血容量,严重者可出现休克。补液时首先应考虑恢复血容量。

(2)脱水性质与腹泻情况有关。腹泻病症越久营养状况越差者,低渗性脱水愈多。

(3)腹泻时丢失碱性肠液,血容量不足,且进食少,酸性代谢产物增多,故有不同程度酸中毒。年龄越小,腹泻越重,代谢性酸中毒越重。

(4)腹泻愈久,营养愈差,缺钾愈严重。

2.静脉补液方法

(1)婴儿腹泻的第 1 天静脉补液:

1)定输液总量(定量):总液量应包括累积损失量、继续损失量和生理需要量三部分。轻度脱水 90~120ml/kg,中度脱水 120~150ml/kg,重度脱水 150~180ml/kg。

2)定输液性质(定性):原则为先补充电解质,后补葡萄糖液。等渗性脱水补给 1/2 张液,低渗性脱水补给 2/3 张液,高渗性脱水补给 1/3 张液。若临床脱水性质判断有困难时均可按等渗性脱水处理。

3)定补液速度(定速):原则为先快后慢,累积损失量应于开始输的 8~10h 内完成,中重度脱水伴有循环衰竭者应先以 2∶1 等张液 20ml/kg,30~60min 内输入,迅速改善血循环。余量在以后的 14~16h 内均匀输入。

4)纠正酸中毒以及钾、钙补充见前水和电解质失衡。

(2)第 2 天以后的补液:

经第 1 天补液后,脱水和电解质紊乱已基本纠正,一般可改为口服补液。病情仍需静脉补液,根据吐泻和进食情况估计。一般补液量约 100ml/kg,性质以 1/3 张含钠液补充。主要是补充继续损失量和生理需要量,继续补钾,供给热量。

(四)婴儿肺炎的补液

1.临床特点

(1)进食少,肺部水分丢失多,如有脱水,血钠浓度可正常或偏高。

(2)重症肺炎,可发生呼吸性酸中毒及代谢性酸中毒。

(3)重症肺炎常伴有心力衰竭,水、钠潴留。

2.补液原则

(1)一般不补液,静脉用药应用葡萄糖作稀释液输入。

(2)食欲缺乏、呕吐不能进食时按生理需要量输入。

(3)若伴有腹泻,出现明显脱水时则按婴儿腹泻脱水补液,但总量及钠量要相应减少 1/3,速度要慢,以免增加心脏负担。

(4)伴有酸中毒时应以改善呼吸为主,必要时用碱性溶液。

(五)营养不良伴腹泻的补液

1.临床特点

(1)脱水多属低渗性,低血钾较常见。

(2)因低钾,肾功能差,虽脱水而尿量可正常或反而较多。

(3)心肌功能差,易发生心力衰竭。

(4)皮下脂肪少,皮肤弹性差,易过高估计脱水程度。

2.补液原则

(1)一般原则同婴儿腹泻,但总液量要减少 1/3。

(2)选用 2/3 张含钠溶液。

(3)补液速度要慢。

(4)酸中毒患儿应用碳酸氢钠为宜。

(5)大多体内缺钾、钙,故应及早补充钾、钙。

(六)新生儿补液

1.临床特点

(1)体液总量多,其中细胞外液相对多。

(2)初生几天内有代谢性酸中毒,血钾、血氯较高。

(3)肾功能不完善,易引起水肿。

2.补液原则

(1)新生儿初期,细胞外液多,心、肺、肾功能差,一般不补液。

(2)正常生理需要量:生后 1～2 天 60ml/(kg·d),以后按每日增加 10ml/kg 直至 100ml/kg。应用 1/5 张含钠液体。

(3)生后 1～3d 不补钾。

(4)酸中毒应用碳酸氢钠稀释后纠酸。

(5)补液总量比婴儿要少,速度要慢。

第五章　循环系统疾病

第一节　先天性心脏病

一、总论

先天性心脏病(congenitalheart disease,CHD)简称先心病,指胎儿时期心脏血管发育异常导致的畸形,是小儿最常见的心脏病。

心脏发育关键期——胚胎第2～8周。

胎儿超声心动图检查最佳时期——妊娠第16～28周。

卵圆孔-胎儿期正常通路,生后功能性闭合,6个月左右解剖闭合。6个月以内的单纯卵圆孔未闭引起少量左向右分流,心脏听诊胸骨左缘上部可有轻微收缩期杂音,般是生理性闭合过程,不属于先心病。如6个月以后仍有单纯卵圆孔未闭,应注意与继发孔型房间隔缺损鉴别。

小儿正常肺动脉压为15(舒张压)～30(收缩压)mmHg,平均压为10～20mmHg。

正常胎儿为右心负荷占优势,有肺动脉高压,生后逐渐过渡到左心占优势,肺动脉压力也逐渐下降。新生儿、小婴儿超声心动图可有生理性右房、右室大,肺动脉压偏高。

(一)诊断要点

1.分类

(1)左向右分流型(潜伏青紫型):如室间隔缺损(VSD)、继发孔型房间隔缺损(ASD)、动脉导管未闭(PDA)。

动力性肺动脉高压一左向右分流型先心病早期一由肺动脉痉挛所致(可逆)。

艾森门格综合征——左向右分流型先心病晚期,肺动脉壁病理性增厚引起梗阻性肺动脉高压(不可逆),出现右向左分流和青紫。

(2)右向左分流型(青紫型):如法洛四联症,完全性大动脉转位。

(3)无分流型(无青紫型):如单纯肺动脉瓣狭窄。

2.病史

妊娠史、家族史等。

3.临床表现

(1)常见症状:青紫,应注意出现时间、部位、程度及其与活动的关系;可有生长发育迟缓、体重增长缓慢,喂养困难,活动耐力减退,呼吸急促,呼吸～困难,缺氧发作,蹲踞,反复呼吸道感染,充血性心力衰竭等表现。如增大的左心房或肺动脉压迫左侧喉返神经可引起声音嘶哑。

(2)体格检查

1)一般检查:注意有无生长发育迟缓、青紫、杵状指(趾)、充血性心力衰竭的表现,其他异常包括指(趾)畸形、唇腭裂、特殊面容、头颅外形、矮小、视力、听力、智力障碍等。

2)心脏检查:注意心前区隆起、心尖冲动弥散、震颤、心脏杂音及肺动脉第2音。

先心病的杂音一般位于胸骨左缘第2～4肋间,为2/6级以上粗糙的收缩期杂音,持续时间较长,多为全收缩期,可向颈、心尖或背部传导,不受体位、呼吸及运动的影响而持续存在。P2增强见于肺动脉高压,P2减弱见于肺动脉狭窄,P2固定分裂为房缺的特征。风湿性心脏病的杂音多位于心尖部,为2/6级以上收缩期吹风样杂者或舒张期隆隆样杂者,向腋下或背部传导,并有风湿性心脏病的其他表现。无害性杂音,又称功能性或生理性,多位于胸骨左缘或心尖部,为2/6级以下收缩早、中期弹弦样杂音,不粗糙,不传导,易受体位、呼吸及运动影响而变化。

3)周围血管征:脉压增大、枪击音、水冲脉及毛细血管搏动见于动脉导管未闭。

4.常规检查

包括胸片、心电图、超声心动图等。

(二)治疗要点

1.内科治疗

(1)建立合理的生活制度,避免剧烈活动,防治感染。

(2)预防感染性心内膜炎。

(3)青紫型患儿应预防脱水,以免血液过分黏稠而导致血栓形成。

(4)如发生充血性心力衰竭,可用利尿剂、血管紧张素转换酶抑制剂(ACEI)及洋地黄制剂,参见第八节"心力衰竭"。

2.心导管介入治疗

有些室缺、房缺、PDA可选择介入治疗,创伤小。

3.手术治疗

择期手术,最适宜年龄为学龄前期,如病情需要可不受年龄限制。梗阻性肺动脉高压时不宜手术。

二、室间隔缺损

室间隔缺损(ventricdlar septal defect,VSD)为小儿最常见的先心病。缺损直径<0.5cm为小型缺损,位置多较低,常见于肌部,称Roger病;0.5～1.0cm为中型缺损;>1.0cm为大型缺损,位置多较高,常见于膜部,较多见。

(一)诊断要点

1.临床表现

(1)症状:小型缺损多无症状。一中型和大型缺损可有反复呼吸道感染、乏力、生长发育迟缓,严重者婴儿期即有充血性心力衰竭的表现,当出现梗阻性肺动脉高压和右向左分流时出现青紫。

(2)体征:可有心前区隆起,心脏向左侧扩大,一,胸骨左缘第3～4肋间可触及收缩期震颤。听诊可闻及3/6级以上粗糙的全收缩期杂音,向心前区和背部传导;如左室增大明显,心尖都可闻及舒张中期隆隆样杂音;P2增强。

2.常规检查

(1)胸片:小型缺损可正常,大型缺损心脏中度或中度以上增,以左、右室增大为主,左房也可增大。当出现梗阻性肺动脉高压和右向左分流时则以右室增大为主。肺动脉段突出,肺血增多。主动脉结较小。

(2)心电图:轻者心电图正常,重者左室肥大或左、右室肥大。

(3)超声心动图:左房、左室增大,右室亦可增大,主动脉缩小,室间隔活动正常,二维超声心动图常可显示缺损的存在。彩色多普勒超声血流显像还可以明确分流的方向和速度。

(二)治疗要点

手术适宜年龄为2～6岁,如病情需要可不受年龄限制。有些病例可选择心导管介入治疗。小型缺损在5岁以内有自行闭合的可能性,可定期复查超声心动图。但干下型不能自行闭合,需手术。

三、房间隔缺损(继发孔型)

房间隔缺损较常见。

(一)诊断要点

1.临床表现

(1)症状:女多于男:为(2～3):1,出现症状较晚。小型缺损无任何症状,仅在查体时发现心脏杂音;缺损大者生长发育迟缓,反复呼吸道感染,在儿童很少发生充血性心力衰竭和梗阻性肺动脉高压。

(2)体征:胸骨左缘第2～3肋间闻及2/6级柔和的收缩期喷射性杂音,常无震颤。少数杂音粗糙、响亮(3/6级)。P2正常或稍增强,P2固定分裂,为重要特征6分流量大者在三尖瓣区听到较短的舒张中期杂音。

2.常规检查

(1)胸片:轻者完全正常。重者心脏外形中度以上增大,右房、右室增大,肺动脉段突出,肺血增多,主动脉结较小。

(2)心电图:电轴右偏,不完全或完全性右束支传导阻滞,右室、右房肥大。

(3)超声心动图:右房、右室增大。分流量很大,右室显著增大时室间隔与左室后壁呈同向运动。二维超声心动图可直接显示缺损的位置及大小。多普勒彩色血流显像可直接显示分流的大小及方向。

(二)治疗要点

手术适宜年龄为2～6岁。有些病例可选择心导管介入治疗。1岁以内的小型房缺有可能自行闭合,可定期复查超声心动图。

四、动脉导管未闭

动脉导管未闭(patent ductus arterlosus,PDA)较常见。出生后呼吸建立,动脉血氧升高及肺动脉压力下降,使通过动脉导管的血流量显著减少,生后10～15小时,导管在功能上关闭(生后3个月内绝大部分在解剖上关闭)。如此时导管继续开放,并出现左向右分流,即构成PDA,导管直径0.5～1.0cm,个别可达2～3cm,长0.7～1.0cm,形态呈管型、漏斗型、窗型或动脉瘤样。

（一）诊断要点

1.临床表现

(1)症状:女多于男,约3∶1。症状的轻重与导管粗细有关,分流量大者可有反复呼吸道感染,生长发育迟缓,严重者婴儿期即有充血性心力衰竭的表现。

(2)体征:响亮的机器样连续性杂者为本病特点。杂音贯穿收缩期及舒张期,而收缩期更为响亮,在胸骨左缘第2肋间最明显,向左第1肋间及锁骨下传导。在杂音最响处可触及收缩期或连续性震颤。

若分流量超过肺循环量的50%以上,往往在心尖部可听到低频的舒张中期杂音。

脉压增大为本病的重要体征。当脉压很大时,可见枪击音、水冲脉及毛细血管搏动。

当出现梗阻性肺动脉高压和右向左分流时,可出现差异性青紫,青紫多限于左上肢和下半身。

2.常规检查

(1)胸片:分流量大时,心脏增大,以左室增大为主,左房也可增大,肺动脉段突出,肺血增多。升主动脉及主动脉结增大。当出现梗阻性肺动脉高压和右向左分流时则以右室增大为主。

(2)心电图:分流量较大的有左室肥大,电轴左偏。若呈双室肥大或右室肥大,说明有肺动脉高压。

(3)超声心动图:左房、左室有不同程度的增大,二维超声心动图可直接探查到未关闭的动脉导管。彩色多普勒可显示血流的方向及速度。

（二）治疗要点

手术适宜年龄为2～6岁,如病情需要可不受年龄限一,制。有些病例可选择心导管介入治疗。

五、法洛四联症

法洛四联症(TOF)为存活婴儿中常见的青紫型复杂先心病。有四大特征:①肺动脉狭窄,多见右室漏斗部狭窄,其次是瓣膜合并漏斗部狭窄;②主动脉骑跨;③膜部室间隔缺损;④右心室肥厚。

（一）诊断要点

1.临床表现

(1)症状:动脉导管关闭前,症状不明显。新生儿期一般不发生青紫。动脉导管关闭后,一般在生后3～6个月出现全身性青紫,程度因肺动脉狭窄的程度和主动脉骑跨的程度而不同。

婴儿期可见缺氧发作,突然发生呼吸困难、青紫加重,重者可因脑供血不足而发生神志不清,甚至惊厥或晕厥。诱因多为晨起吃奶、剧烈哭闹、用力大便等。

幼儿、学龄前儿童、学龄儿童行走不远后自动采取蹲踞姿势或取胸膝位可缓解青紫和缺氧。由于肺血流量减少,呼吸道感染和充血性心力衰竭较少见。血常规示血红蛋白增加,红细胞增多。

(2)体征:体格发育迟缓。心前区可稍隆起,胸骨左缘第2～4肋间可听到粗糙的喷射性收缩期杂音,有时伴有收缩期震颤,P2减弱。一般1～2岁后出现杵状指(趾)。

2.常规检查

(1)胸片:心脏增大,典型的心脏外形呈"靴形"。肺动脉段凹陷,右室增大而使心尖圆钝上翘,右房正常或稍大,心底部主动脉影增大。有时可见右位主动脉弓,肺血流量减少。

(2)心电图:电轴右偏,右室肥大,亦可见右房肥大。

(3)超声心动图:主动脉根部位置前移,骑跨于室间隔上,并可提示骑跨的程度。主动脉根部扩大。彩色多普勒血流显像常可见室间隔缺损处呈双向分流,右室将血流直接注入骑跨的主动脉。

3.必要时心导管检查

右室压力增高,肺动脉压力降低,右房压力往往在正常范围内。若导管自右室直接插进主动脉,即能证明主动脉右移。如导管自右室插进左室,则显示室间隔缺损的存在。右室选择性造影可见造影剂自右室经室间隔缺损流向左室。

(二)治疗要点

1.内科治疗

平时除注意预防感染外,应摄入足够水分,如遇高热、呕吐、腹泻等情况,更需注意及时补液,防止血液浓缩而发生脑栓塞等并发症。

缺氧发作治疗:胸膝位,吸氧,必要时气管插管;镇静;纠正酸中毒;静脉注射 β 受体阻滞剂,可给普萘洛尔(即心得安)0.1mg/kg 加入葡萄糖 20ml 中静脉缓慢推注,反复发作者可口服普萘洛尔每日 1mg/kg。

2.手术治疗

根治手术适宜年龄为 2～6 岁。

六、完全性大动脉转位

完全性大动脉转位(complete transposition ofgreat arteries,TGA)占新生儿青紫型复杂先心病的首位,病死率高。主要病理改变为主动脉开口于右室,肺动脉开口于左室,形成体、肺循环互相分离,缺氧、青紫严重,患儿必须同时伴有补偿性分流通道存在,如房缺、室缺、PDA,才能维持生命。如室间隔完整,一般生后很快死亡。

(一)诊断要点

1.临床表现

(1)症状:男多于女,为(2～3):1。生后 1 周内出现青紫,进行性加重,呼吸急促、呼吸困难,进行性心脏增大,早期发生充血性心力衰竭和严重代谢性酸中毒。

(2)体征:青紫严重,早期出现杵状指(趾)。心脏杂音可有可无,如有杂音,其响度和部位取决于合并畸形的类型及体、肺循环间的压力差,P2 可正常或增强。

2.常规检查

(1)胸片:有 3 个特点非常重要:心脏大、肺血多、胸腺小。

(2)心电图:电轴右偏,右室、右房肥大,偶有左室肥大。

(3)超声心动图:大动脉位置异常,主动脉瓣在右前方,肺动脉瓣在左后方,主动脉瓣关闭早于肺动脉瓣关闭。

3.心导管检查

股动脉血氧含量降低,肺动脉血氧含量高于主动脉。导管插入右室后很快进入主动脉,右室压力与主动脉压力接近。选择性右室及左室造影可明确畸形性质。

(二)治疗要点

新生儿期行根治手术。超声心动图确诊后,应及时转到有条件行根治手术的医院。最好产前通过胎儿超声心动图明确诊断,在有条件行根治手术的医院出生后手术。

第二节 感染性心肌炎

感染性心肌炎包括病毒、细菌、立克次体、螺旋体、真菌及寄生虫感染,其中以病毒性心肌炎最多见。

一、诊断要点

(一)病史

患儿最近2～4周内有上呼吸道感染或腹泻等病毒感染病史。

(二)临床表现

可有心前区不适,如胸闷、乏力、气短、晕厥、恶心、呕吐、腹痛、呼吸困难、多汗、皮肤湿冷、烦躁不安,面色苍白或发绀。血压低,心界扩大、第一心音低钝、心律失常、心脏杂音。

(三)辅助检查

包括心肌酶、CK-MB 质量法、肌钙蛋白、风湿三项、心电图、超声心动图、Holter、病毒PCR、胸片。

(四)病毒性心肌炎诊断标准

1.临床诊断依据

(1)心功能不全、心源性休克或心脑综合征。

(2)心脏扩大(X线、超声心动图检查具有表现之一)。

(3)心电图改变:以 R 波为主的 2 个或 2 个以上主要导联(Ⅰ、Ⅱ、aVF、V5)的 ST-T 改变持续 4 天以上伴动态变化,窦房传导阻滞、房室传导阻滞,完全性右或左束支阻滞,成联律、多形、多源、成对或并行性早搏,非房室结及房室折返引起的异位性心动过速,低电压(新生儿除外)及异常 Q 波。

(4)CK-MB 升高或心肌肌钙蛋白(cTnl 或 cTnT)阳性。

2.病原学诊断依据

(1)确诊指标:自患儿心内膜、心肌、心包(活检、病理)或心包穿刺液检查,发现以下之一者可确诊心肌炎由病毒引起:①分离到病毒;②用病毒核酸探针查到病毒核酸;③特异性病毒抗体阳性。

(2)参考依据:有以下之一者结合临床表现可考虑心肌炎系病毒引起:①自粪便、咽拭子或血液中分离到病毒,且恢复期血清同型抗体滴度较第一份血清升高或降低 4 倍以上;②病程早期患儿血中特异性 IgM 抗体阳性;③用病毒核酸探针自患儿血中查到病毒核酸。

3.确诊依据

(1)具备临床诊断依据2项,可临床诊断为心肌炎,发病同时或发病前1~3周有病毒感染的证据者支持诊断。

(2)同时具备病原学确诊依据之一,可确诊为病毒性心肌炎,具备病原学参考依据之一,可临床诊断为病毒性心肌炎。

(3)凡不具备确诊依据,应给予必要的治疗或随诊,根据病情变化,确诊或除外心肌炎。

(4)应除外风湿性心肌炎、中毒性心肌炎、先天性心脏病、结缔组织病以及代谢性疾病的心肌损害、甲状腺功能亢进症、原发性心肌病、原发性心内膜弹力纤维增生症、先天性房室传导阻滞、心脏自主神经功能异常、β受体功能亢进及药物引起的心电图改变。

4.分期

(1)急性期:新发病,症状及检查阳性发现明显且多变一,一般病程在半年以内。

(2)迁延期:临床症状反复出现,客观检查指标迁延不愈,病程多在半年以上。

(3)慢性期:进行性心脏增大,反复心力衰竭或心律失常,病情时轻时重,病程在1年以上。

二、鉴别诊断

应与风湿性心肌炎、先天性心脏病、心内膜弹力纤维增生症、甲状腺功能亢进、β受体功能亢进症进行鉴别。

三、治疗要点

无特殊治疗。应结合患儿病情采取有效的综合措施,可使大部患儿痊愈或好转。

(一)休息

急性期至少应卧床休息至热退3~4周,有心功能不全或心脏扩大者,更应强调绝对卧床休息,以减轻心脏负荷及减少心肌耗氧量。恢复期仍应限制活动、一般不少于6个月。心脏扩大及并发心力衰竭者卧床休息至少3~6个月,病情好转或心脏缩小后逐步开始活动。

(二)抗生素

为防止细菌感染,急性期可加用抗生素,如用青霉素1~2周。

(三)能量合剂治疗

辅酶Aioou9ATP 20mg、维生素C 100mg/kg,加10%葡萄糖100ml,每日一次静点。

(四)心肌代谢酶活性剂

1.辅酶Q10

10~30mg/d,分2~3次口服。

2.1,6-二磷酸果糖(FDP)

剂量为100~250mg/kg静脉注射,最大量不超过2.5ml/kg(75mg/ml),或最大量200ml/d,静注速度10ml/min,每日1~2次,每10~15日为一疗程。

3.磷酸肌酸钠

<3岁者1g,>3岁者2g加入5%葡萄糖液20~50ml静注。

(五)免疫治疗

1.肾上腺皮质激素

适应证为:急性期并发心源性休克、完全性房室传导阻滞及心力衰竭经洋地黄等治疗未能控制者。

用法:甲泼尼龙 10mg/(kg·d),静脉滴注 3 天或地塞米松 0.25～0.5mg/(kg·d),氢化可的松 5～10mg/(kg·d),以后用泼尼松口服每日 1～1.5mg/kg,症状缓解后逐渐减量停药,疗程 4～8 周。

对反复发作或病情迁延者,可考虑较长期的激素治疗,疗程不少于半年。常用泼尼松,每日 1.5～2mg/kg,2～3 周症状缓解后逐渐减量,至 8 周左右减至每日 0.3mg/kg,维持至 16～20 周,再减量至 24 周停药。

2.丙种球蛋白

用于急性重症病人,单剂 2g/kg 在 2 4 小时中缓慢静脉滴注,心力衰竭患者慎用,并注意心力衰竭症状是否恶化,以及有无过敏反应。

3.其他

如干扰素、胸腺素。

(六)对症治疗

如并发心律失常、心源性休克、心力衰竭的治疗,参阅相关章节。

第三节　原发性心肌病

原发性心肌病是一种原因不明的心肌病,按病理生理特点分为四型:扩张性心肌病、肥厚性心肌病(分梗阻型及非梗阻型两种)、限制性心肌病,致心律失常性心肌病(右心室心肌病)。

一、诊断要点

具备下列各项中至少一项可考虑心肌病。

(1)心脏增大,尤其是 X 线心影呈球形增大,而无其他原因可寻者。

(2)充血性心力衰竭未能发现其他心脏病者。

(3)心电图示 ST 段和 T 波变化或有各种心律失常无其他原因可解释者。

(4)有昏厥发作同时伴心脏增大无其他原因解释者。

(5)体循环或肺循环动脉栓塞无其他原因可解释者。

(一)扩张型心肌病

是原发性心肌病中最多见的一种。

1.诊断要点

(1)多见于学龄前及学龄儿童,起病及进展多缓慢,症状轻重不一。

(2)体检:X 线及超声心动图显示有心脏扩大,左室或双室扩张。

(3)临床大多并发充血性心力衰竭及心律失常,表现为心悸、乏力、气急、水肿、胸闷、呼吸急促、呼吸困难和端坐呼吸等。第一心音减弱,出现第三、四心音和奔马律;心前区有收缩期反流性杂音,为心脏增大,二尖瓣关闭不全所致。

(4)常规心电图及 Holter 心电图 ST-T 改变,表现为 ST 水平降低,T 波倒置、低平或双向;异位搏动和异位心律,可出现频繁、多型、多源的室性早搏,并可发展成室性心动过速;传导障碍,表现为房室传导阻滞(Ⅰ～Ⅲ度),室内束支及分支阻滞;心室肥厚。

(5)胸片:心脏增大,心胸比例增加,以左室为主或普遍性增大呈球形。肺瘀血或肺水肿,胸腔积液。透视下心脏搏动明显减弱。

(6)超声心动图:各室腔明显增大,以左心室为主;室间隔和左心室后壁运动幅度减低,二尖瓣前后叶开放幅度小;射血分数和短轴缩短率下降;多巴酚丁胺负荷超声心动图,心脏β受体功能反应性低下。

(7)心导管和心肌活检:对扩张型心肌病超声心动图的诊断价值较大,般不常规进行心导管检查。但在临床怀疑有冠状动脉起源异常时,可选择主动脉根部造影或选择性冠状动脉造影。心导管检查和心血管造影可测定肺动脉压力、肺毛细血管楔压,显示二尖瓣、三尖瓣反流等。心肌活检显示不同程度心肌肥厚,纤维化,没有明显的淋巴细胞浸润。

应与病毒性心肌炎及原发性心内膜弹力纤维增生症鉴别。

2.治疗要点

治疗原则:①积极对症治疗,如抢救心源性休克、控制心力衰竭、纠正心律不齐等;②改善心肌营养代谢及能量供应。

(1)一般治疗

①卧床休息,减轻心脏负荷;②控制呼吸道感染,及时应用抗生素,酌情用丙种球蛋白、干扰素等提高机体免疫力;③切断自身免疫反应。

(2)控制心力衰竭

①正性肌力药物:由于心肌病对洋地黄敏感性增加,且疗效较差,应用剂量宜偏小。常采用地高辛维持量法,剂量为正常的1/2～2/3,长期应用。其他正性肌力药物如多巴胺和多巴酚丁胺,以及具有正性肌力和扩张血管双重作用药物如氨力农和米力农等可根据临床需要选择使用。②利尿剂:间断使用,不宜长期使用,应注意电解质平衡和血容量改变。③扩血管药物:对重症和顽固性经一般治疗无效的患儿常可获得满意疗效。常用药物有硝普钠和硝酸甘油。硝普钠一般有效剂量为每分钟 $1～8\mu g/kg$,停药时,应逐渐减量;硝酸甘油剂量为每分钟 $0.5～5\mu g/kg$,静脉点滴,从小剂量开始,根据临床需要逐渐加量,随时调节用量,为避免耐药性的产生,一般每天静脉点滴时间不超过 6 小时。

(3)血管紧张素转换酶抑制剂:目前临床使用较多的是卡托普利和依那普利。卡托普利 $0.5～4mg/(kg \cdot d)$,分 3 次服用;依那普利 $0.08～0.1mg/(kg \cdot d)$,每日 1 次,疗程 4～12 周。

(4)β受体拮抗剂:从小剂量开始,严密观察下逐渐增加剂量。临床常用的有美托洛尔和阿替洛尔。美托洛尔口服剂量为 $0.5～1mg/kg$,每日 2～3 次;阿替洛尔口服 $0.5～1mg/kg$,每日 1～2 次。阿替洛尔,每次 $0.5～1mg/kg$,每日 2～3 次。

(5)钙通道阻滞剂:维拉帕米,每次 $2mg/kg$,每日 3～4 次。硫氮唑酮,每次 $0.5mg/kg$,每8 小时 1 次,如无不适,2～4 周后可加倍。

(6)抗心律失常治疗:扩张型心肌病选择抗心律失常药物时,应注意两点:①大多数抗心律失常药具有负性肌力作用,②抗心律失常药物的致心律失常作用,尤其是在扩张性心肌病心肌电活动发生紊乱的情况下。目前首选第Ⅲ类抗心律失常药物胺碘酮,因其负性肌力作用弱;根据临床需要,亦可选择β受体拮抗治疗。

(7)免疫治疗:大剂量丙种球蛋白可改善机体免疫调节功能和增加心脏收缩功能,总量为1～2g/kg。干扰素和胸腺素有一定的疗效。对发现与免疫学异常有关的心肌炎性病变,或心力衰竭不易控制的危重病例,可考虑应用肾上腺皮质激素。

(8)抗凝药:严重心力衰竭特别是合并房颤时,为预防栓塞性并发症给予抗血小板凝集药。栓塞形成时,可用肝素或尿激酶治疗。

(9)心脏移植:对终末期、重症和治疗无效的扩张型心肌病可施行心脏移植手术。

(10)营养心肌及改善心肌代谢的药物

1)1,96-二磷酸果糖(FDP) 1～2.5ml/(kg·d),75mg/ml,最大量200ml/d,每日1～2次,静脉注射,在5～20min内静脉滴注,7～10d为1疗程,可重复3～4个疗程。

2)辅酶Q1030-60mg/d,分次服,疗程1～3个月。

3)天门冬氨酸钾镁一20～40ml(20ml含钾离子103.3mg,镁离子33.7mg)加于5％葡萄糖液250～500ml中,静脉滴注,每日1次。

4)其他:如极化液、ATP、辅酶A、细胞色素C、肌苷、维生素C、B_1、B_6等。

(二)肥厚性心肌病

本病可见于婴儿及新生儿,约1/3有家族史。左心室肥厚,分布在流出道、室间隔中部或心尖部。常以左室肥厚与室间隔不对称肥厚为特点。心室收缩功能正常而舒张功能受损,使左室充盈困难;因而心排血量减少。

1.诊断要点

(1)症状:早期为运动后呼吸困难,逐渐有乏力、心悸、心绞痛、头晕、昏厥,也可发生猝死。心力衰竭不多见。

(2)体征:心界向左扩大,在心尖内侧可听见收缩期喷射性杂音,第二心音呈反向分裂(P2在前,A2在后)。

(3)常规心电图及Holter心电图:左室肥厚,可出现异常Q波,常见于Ⅱ、Ⅲ、aVF、V3、V5导联oST段下降及T波倒置、左房肥大。

(4)X线:有不同程度心脏扩大,但缺乏特异性。

(5)超声心动图:室间隔肥厚较左室壁明显,室间隔与左室壁厚度比值为≥1.5。

(6)心内膜心肌活检:室间隔组织学检查含有大量结构破坏的、肥大的、排列紊乱的心肌细胞。

2.治疗要点

限制激烈运动,减轻症状及防止骤死。可用普萘洛尔每日3～4mg/kg,可达120mg/d,根据症状及心率加减剂量;对普萘洛尔无效者可用钙通道阻滞剂改善症状,维拉帕米每次2mg/kg,每日3～4次。有室性心律失常可用胺碘酮;地高辛和利尿剂可加重左室流出道梗阻,应尽量不用,有严重充血性心力衰竭者可用小剂量地高辛及普萘洛尔。如内科治疗无效,压力阶差超过9.3kPa(70mmHg),可行室间隔肥厚肌肉切除术。

常见于儿童及青少年。病变主要为心内膜及心肌纤维化,使心室收缩与舒张均发生障碍,心室腔减小,心室充盈受限制,心室顺应性下降,回心血量有障碍,心排血量减少,但流出道无变化,心腔闭塞是晚期病例的特征。

3.诊断要点

(1)临床表现:表现为原因不明的心力衰竭。临床表现随受累心室及病变程度有所不同。右心病变为主者表现为肝大、腹水、下肢水肿、颈静脉怒张。左心病变为主者常有呼吸困难、咳嗽、咯血、胸痛,有时伴肺动脉高压表现。多数无杂音或有轻度收缩期杂音,可有栓塞表现。

(2)X线检查:心脏有中至重度增大,呈球形或烧瓶状。心搏减弱,肺野瘀血。

(3)心电图:常见心房肥大、房早、ST-T改变,可有心室肥厚及束支传导阻滞,24 小时心电图可发现潜在致死性心律失常。

(4)超声心动图:示左、右心房明显扩大,左右心室腔变小,房室瓣、腱索、乳头肌及心尖部心内膜增厚,常有三尖瓣及二尖瓣关闭不全,心室早期充盈突然限制,快速充盈相明显缩短,左心室等容舒张时间明显减少。

4.鉴别诊断

除外其他的心脏病,如先天性心脏病、风湿性心脏病、继发性及地方性心肌病。有时应与缩窄性心包炎鉴别困难,必要时可做心血管造影和心内膜心肌活检。

5.治疗要点

无特殊治疗,以对症药物为主。有水肿、腹水者可用利尿剂,为防止栓塞可用抗凝药。钙通道阻滞剂可增加心室顺应性和心搏出量。外科治疗为手术切除心内膜下纤维组织。

第四节　原发性心内膜弹力纤维增生症

本病是以心内膜下弹力纤维和胶原纤维增生致心内膜增厚,心力衰竭为主要表现的小儿心肌疾病,分扩张型(较常见)和限制型(较少见)两种类型。多见于 1 岁以内婴儿。

一、诊断要点

(一)临床特点

(1)婴儿期(年长儿少见)充血性心力衰竭,多因呼吸道感染诱发,对洋地黄类药物虽敏感,但心力衰竭常较顽固,易反复加重。少数早期病例心功能差,但尚未出现心力衰竭。

(2)心脏杂音较轻或无,少数病例心尖区可出现Ⅲ级收缩期杂音,提示二尖瓣反流。

(3)心电图示左心室肥厚,V5 - V6 ST-T 低平或 T 波倒置。心律失常较少见。

(4)X线检查示心影普大,以左心为主,透视下可见心搏减弱。

(5)超声心动图示左心室或伴左房腔增大,室壁运动减弱,或左心重量指数增高,若发现心内膜增厚更支持诊断。

(6)排除其他心血管疾病,必要时作心内膜心肌活检。

(二)分型

按症状的轻重缓急分三型。

1.暴发型

起病急骤,突然出现呼吸困难、口周发绀、烦躁不安等心力衰竭体征。少数出现心源性休克,多见于 6 个月内的婴儿,可致猝死。

2.急性型

起病也较快,但心力衰竭的发展不如暴发型急剧,常并发肺炎,多数死于心力衰竭,少数经治疗可缓解。

3.慢性型

发病稍慢,年龄多在 6 个月以上。症状如急性型,但进展缓慢,有些患儿生长发育受影响。经治疗可获缓解,也可因反复发作心力衰竭而死亡。

(三)鉴别诊断

应与病毒性心肌炎、左冠状动脉起源的肺动脉畸形、扩张性心肌病及心型糖原累积症相鉴别。

二、治疗要点

(一)控制心力衰竭

1.洋地黄

早期足量、长期应用,一般用地高辛,根据病情口服或静注。洋地黄化量为:口服 $40\sim50\mu g/kg$,静注 $30\sim40\mu g/kg$,以后以饱和量 $1/4\sim1/5$,作为维持量,每日分 2 次口服。一般疗程 $3\sim4$ 年。停药指征为症状消失,X 线、心电图和超声心动图检查恢复正常 2 年以上,过早停药导致病情恶化。

2.卡托普利

每日 $1mg/kg$,对改善心功能和扩大的心脏恢复有一定效果。急性心力衰竭,视病情可并用血管扩张剂和利尿剂。危重病例加用多巴胺、多巴酚丁胺、呋塞米及皮质激素治疗(参见充血性心力衰竭)。

(二)免疫抑制剂治疗

肾上腺皮质激素对控制心力衰竭、预防瓣膜受累、降低病死率有明显效果,与地高辛合并应用。一般用泼尼松 $1.5mg/(kg\cdot d)$,口服,$8\sim12$ 周后逐渐减量,每 2 周减 $1.25\sim2.5mg$,至每日 $2.5\sim5mg$ 时维持,至心电图、胸片检查接近正常时逐渐停药,疗程 $1\sim1.5$ 年。

(三)控制和预防肺部感染

并发呼吸道感染可诱发心力衰竭或使之加重,应选用青霉素、头孢菌素等及时控制感染。

(四)外科治疗

合并二尖瓣关闭不全者可作二尖瓣置换术以改善心功能。

第五节　心律失常

心脏传导系统包括窦房结、结间束、房室结、房室束(即希氏束)、左右束支及浦肯野纤维。心律失常(arrhythmia)系指心脏激动来自窦房结以外的起搏点,或激动传导不按正常顺序进行,或传导时间较正常延长或缩短。严重心律失常可导致心力衰竭、心源性休克、阿-斯综合征甚至猝死。

小儿心律失常不论从病因、临床表现、治疗等各方面都与成人差异较大。

一、窦性心律失常

心脏激动虽起源于窦房结,但其频率或节律有变化的心律。

(一)窦性心动过速

简称窦速,指窦性心律频率超过正常范围上限。

1.心电图特点

(1)P波呈性(指 Ⅰ、V6 导联 P 波直立,aVR 导联倒置,Ⅱ、aVF、V5 导联大多直立,同一导联 P 波形态相同)。JP-P 间距缩短,P-R 间期不小于正常低限(≥0.10 秒,婴儿≥0.08 秒)。

(2)心率大于下列范围:<1 岁者>140 次/分,1~6 岁者>120 次/分,>6 岁者>100 次/分。

(3)心率过快时,P 波与 T 波可重叠,P-R 段及 ST 段可下降,T 波平坦甚至倒置。

2.临床意义

(1)可见于运动、兴奋、紧张、疼痛、哭闹或直立调节障碍时。

(2)可见于应用药物(交感神经兴奋药、副交感神经抑制药)或摄入刺激性食物(酒、咖啡等)时。

(3)可见于发热、感染、出血、贫血、休克等全身疾病影响时。

(4)可见于器质性心脏病(如先天性心脏病、心力衰竭、感染性心肌炎、各种心肌病、心内膜弹力纤维增生症、二尖瓣脱垂、川崎病及缺血性心脏病、风湿热及风湿性心脏病、结缔组织病、先天性或获得性长 Q-T 综合征、心导管检查及心脏手术、心脏肿瘤等)、β 受体功能亢进、心脏神经官能症、甲状腺功能亢进症等。

3.治疗

病因治疗。

(二)窦性心动过缓

简称窦缓,指窦性心律频率低于正常范围下限。窦性心动过缓可伴有窦性心律不齐、窦房传导阻滞、窦性静止、交界性或室性逸搏等。

1.心电图特点

(1)P 波呈窦性,P-P 间距延长。

(2)心率小于下列范围:<1 岁者<100 次/分,1~6 岁者<80 次/分,>6 岁者<6 0 次/分。

(3)P-R 间期不小于正常低限。

2.临床意义

(1)迷走神经张力增高,如睡眠、屏气、呕吐、晕厥、胃显著扩张、颅内压增高、高血压、压舌板检查咽部、压迫颈动脉窦、眼球等可使心率变缓。

(2)新生儿吞咽、吸吮、呃逆、咳嗽等动作可兴奋迷走神经使心率减慢。

(3)药物(副交感神经兴奋药、交感神经抑制药、洋地黄等)可使心率减慢。

(4)急性感染恢复期、电解质紊乱、器质性心脏病、病态窦房结综合征、甲状腺功能低下、结缔组织病、心脏手术停搏前或临终前可引起心率变缓。

(5)新生儿窒息可引起窦房结功能不良。

3.治疗

针对病因治疗。

(三)窦性心律不齐

简称窦不齐,指窦房结发出的激动不匀齐,使节律快慢不等。心脏听诊应注意与早搏鉴别。窦性心律不齐如伴窦缓,临床意义同窦缓。

1.心电图特点

(1)P波呈窦性。

(2)P-P间距相差>0.16秒。

(3)窦性心律不齐可伴随窦缓。

2.临床意义

多为呼吸性窦性心律不齐,即吸气时心率增快,呼气时心率减慢。与呼吸无关的窦性心律不齐,较少见,可能为自主神经系统张力不平衡所致。亦可见于迷走神经张力增高、应用药物(副交感神经兴奋药、交感神经抑制药、洋地黄等)、器质性心脏病。

3.治疗

针对病因治疗。

(四)游走性心律

指起搏点游走于窦房结内或窦房结至房室结之间,发出不规则激动。

1.心电图特点

(1)窦房结内游走性心律:P波呈窦性,但同一导联中P波形态略有不同,P-P间距不等(与呼吸无关);P-R间期不等,>0.10秒。

(2)窦房结至房室结间游走性心律:P波呈窦性,但同一导联中P波形态有明显周期性变化,可从直立转为平坦继而倒置(与呼吸无关);P-R间期不等,≤0.10秒。

2.临床意义同窦不齐。

3.治疗

针对病因治疗。

(五)窦房传导阻滞

窦房结至心房的传导时间逐渐延长(一度窦房传导阻滞,由于窦房结除极在心电图上无标志,故无法诊断),最后窦性激动完全不能传入心房(为三度窦房传导阻滞,与窦性静止无法鉴别)。心电图只能诊断二度窦房传导阻滞,分为Ⅰ型和Ⅱ型,Ⅰ型很常见。

1.心电图特点

(1)Ⅰ型:P-P间距有"长、短、更长"的特点,即P-P间距逐渐缩短,最短P-P间距后突然P-P间距延长,最长P-P间距小于任何两个P-P间距之和。

(2)Ⅱ型:长间歇中无P波和QRS波,长P-P间距为短P-P间距的简单倍数,多为二倍或三倍。

2.临床意义

见于迷走神经张力增高、洋地黄中毒、病态窦房结综合征、新生儿窦房结功能不良。

3.治疗

针对病因治疗。

（六）窦性静止

又称窦性停搏,指窦房结在较长时间内不发出激动,窦性静止3秒以上。

1.心电图特点

(1)在窦性心律中出现一个较长间歇,其间无P- QRS-T波。

(2)长P-P间距与正常P-P间距不成倍数关系。

(3)在窦性静止期间,可出现交界性或室性逸搏、逸搏心律等。

2.临床意义

见于迷走神经张力增高、洋地黄中毒、电解质紊乱、病态窦房结综合征、新生儿窦房结功能不良。

3.治疗

针对病因治疗。

（七）病态窦房结综合征(SSS)

是指由于窦房结及其周围组织器质性病变引起窦房结自律性和(或)传导功能发生障碍所引起的一组临床综合征。可见于感染性心肌炎、各种心肌病、先天性心脏病、心脏手术等,也有原因不明者。

1.临床特点

主要是心、脑、肾、胃肠道等各器官供血不足的症状。心肌供血不足症状为苍白、乏力、心悸、胸痛、手足发凉等;脑缺血症状为记忆力减退、头晕、晕厥等,严重者有阿-斯综合征发作,可致猝死;肾缺血引起少尿;胃肠道缺血引起食欲不振和消化不良。体格检查为心动过缓或过缓与过速交替出现,心脏扩大,可有心力衰竭或心源性休克。

2.心电图特点

(1)显著而持久的窦性心动过缓,睡眠时<40～50次/分。应除外药物、迷走神经张力增高及中枢神经系统疾病等因素。

(2)窦性停搏、窦房传导阻滞,多伴交界性逸搏或交界性心律,部分病例有房室或束支传导阻滞。

(3)心动过缓-过速综合征(即慢快综合征),24小时动态心电图显示严重窦性心动过缓呈持久性,伴有窦房传导阻滞、窦性静止、交界性逸搏,在缓慢心律基础上常有阵发性室上性心动过速、房扑、房颤等快速心律失常,心动过缓与快速心律失常交替出现。

3.辅助检查

(1)心电图运动试验:常用活动平板运动、踏车运动或二阶梯运动试验,如无条件也可作蹲立运动。运动后患儿心率不增加,或增加不超过原有心率的25%,或仍<180次/分,或诱发上述心电图改变则支持本病。

(2)食管电生理检查:用食管电极进行心房调搏是无创性电生理检查方法,安全可靠。测定窦房结恢复时间(SNRT)、校正窦房结恢复时间(CSNRT)及窦房传导时间(SACT),以判断窦房结功能。国内检测正常值为:小于3岁,SNRT 123～623ms,CSNRT 69～255ms,SACT

65～69ms,3 岁以上 SNRT 630～1045ms,CSNRT 170～282ms,SACT 72～115ms。超过此范围为异常,应考虑窦房结功能不良。成人 SNRT＞1200ms 有诊断意义。

4.治疗要点

(1)病因治疗。

(2)心率过缓不伴快速心律失常者可用阿托品、异丙肾上腺素等提高心率(用法见房室传导阻滞)。慢快综合征者应慎用,以免诱发快速心律失常。

(3)如严重心动过缓伴反复阿-斯综合征发作、难于控制的心力衰竭或慢快综合征,药物治疗无效者,应安装人工心脏起搏器。

二、过早搏动

简称早搏,又称早搏,系指心脏某一起搏点比窦性心律提前发出激动,引起心脏提早除极。根据异位起搏点部位不同,过早搏动分为室上性早搏和室性早搏;室上性早搏又分为房性早搏和交界性早搏。

(一)心电图特点

1.房性早搏(房早)

(1)提前出现的房性异位 P′波,形态与窦性 P 波不同。

(2)P′-R 间期在正常范围,＞0.10 秒(婴儿＞0.08 秒)。

(3)异位 P′波后的 QRS 波形态可与窦性 QRS 波相同;如伴室内差异性传导,QRS 波增宽,时间＞0.10 秒(婴儿＞0.08 秒);如无 QRS 波者为房早未下传。

(4)代偿间期多为不完全性,偶尔为完全性。

(5)多源性房早:同一导联中有 2 个或 2 个以上不同形态的房性异位 P′波,P′-R 间期亦不等,为多源性房早。

2.交界性早搏

(1)提前出现的 QRS 波,其前无 P 波,形态与窦,性 QRS 波相同;如伴室内差异性传导,QRS 波增宽,时间＞0.10 秒(婴儿＞0.08 秒)。

(2)提前出现的 QRS 波,其前有逆行 P 波,与窦性 P 波不同(Ⅱ、Ⅲ、aVF 导联倒置,aVR 导联直立)。如 P′波出现在 QRS 波前,P′-R 间期≤0.10 秒;如 P′波埋在 QRS 波中,看不见 P′波;如 P′波出现在 QRS 波后,R-P′间期＜0.20 秒。

(3)代偿间期多为完全性。

3.室性早搏(室早)

(1)提前出现的 QRS 波,其前无异位 P′波。

(2)QRS 波宽大畸形,时间＞0.10 秒(婴儿＞0.08 秒),T 波与 QRS 波的主波方向相反。

(3)代偿间期多为完全性。

(4)插入性室早:指在 2 个正常窦性心律之间,插入 1 个室早,其后无代偿间期。

(5)多形性室早:同一导联中有不同形态的室早,其联律间期固定,为多形性室早,表示异位激动是由 1 个异位起搏点发出,但激动途径不同。

(6)多源性室早:同一导联中有 2 个或 2 个以上不同形态的室早,其联律间期不固定,为多源性室早。

（7）连发性室早：连续发生 2 个室早为成对室早，由于异位起搏点不同或发生室内差异性传导，第 2 个室早与第 1 个可不同。连续发生 3 个或 3 个以上室早为短阵性室性心动过速。

（8）联律性室早：每间隔 1 个窦性搏动出现 1 个室早为二联律，每间隔 2 个窦性搏动出现 1 个室早为三联律，依此类推四、五联律。

（9）室性并行心律：室早形态相同而联律间期不固定（相差＞0.06 秒）；室早相互间的间距是固定的，或成倍数关系，或有 1 个最大公约数；常出现室性融合波，为室性并行心律。

（10）R 重 T(R on T)现象：室早可落在窦性搏动的 T 波顶点附近，为 R 重 T 现象，此时恰为心室的易损期，可发生阵发性室性心动过速或心室颤动。

（二）临床意义

健康小儿可因情绪紧张、激动、劳累、刺激性食物（茶、酒、咖啡、烟等）引起早搏。胎儿、新生儿、小婴儿心脏传导系统发育不成熟亦可出现早搏。有房室旁路（体表心电图正常或有预激综合征）或房室结双径路的小儿可因室性早搏动诱发室上速。应寻找早搏的病因，如感染、器质性心脏病、左室假腱索、窒息、缺氧、酸中毒、电解质紊乱、严重贫血、甲状腺功能亢进症、结缔组织病、药物作用（如洋地黄、一交感神经兴奋剂、麻醉剂等）。

（三）鉴别要点

1.功能性早搏

①经各种检查找不到明确病因，无器质性心脏病，无自觉症状，一多在体格检查时偶然发现。②心电图早搏为单发、偶发（＜6 次/分），联律间期固定。③早搏在夜间或休息时增多、活动后心率增快时减少。心电图运动试验后早搏消失或减少。④不合并其他心电图异常。

2.病理性早搏

①有心脏病史，体格检查、胸片、超声心动图及其他检查发现器质性心脏病证据。②有全身其他疾病。③早搏多为频发（≥6 次/分）、成联律、多形性或多源性、成对或 3 个以上早搏连续出现。④运动后心率增快时早搏增多，休息或夜间睡眠时早搏减少。运动试验后早搏增多。⑤合并"RonT"等其他心电图异常。

（四）治疗要点

（1）应针对病因治疗，避免劳累和感染。

（2）功能性早搏不需治疗，需密切随访，每年复查 2 4 小时动态心电图和超声心动图。在感冒、发热、腹泻等感染时应检查心电图。

（3）改善心肌细胞代谢。

（4）抗心律失常药物：病理性早搏、频发、影响心排血量、患儿自觉症状明显，首选普罗帕酮，安全，副作用小。

三、室上性快速心律失常

室上性快速心律失常包括阵发性室上性心动过速、紊乱性房性心动过速、心房扑动及颤动。

（一）阵发性室上性心动过速

简称室上速，指异位激动起源于希氏束分叉以上的心动过速。

1.心电图特点

(1)3 个或 3 个以上连续的室上性(房性或交界性)早搏,频率多为 140～300 次/分,R-R 间距较规则。

(2)QRS 波形态与窦性 QRS 波相同,时间≤0.10 秒(婴儿≤0.08 秒)。如伴室内差异性传导,QRS 波增宽,时间>0.10 秒(婴儿>0.08 秒)。

(3)继发性 ST-T 波改变,ST 段下降,T 波可倒置。

2.临床意义

多数无器质性心脏病,有房室旁路(体表心电图正常或有预激综合征)或房室结双径路的健康小儿可因过早搏动诱发室上速。胎儿、新生儿、小婴儿心脏传导系统发育不成熟亦可出现室上速。少数见于感染、器质性心脏病、窒息、缺氧、酸中毒、电解质紊乱、药物作用(如洋地黄、交感神经兴奋剂、麻醉剂等)、甲状腺功能亢进症。年龄愈小,心率愈快,发作时间愈长,愈容易发心衰竭。

3.鉴别要点

室上速与窦速鉴别,室上速伴室内差异性传导,应与阵发性室性心动过速(室速)鉴别。

4.治疗要点

(1)采用刺激迷走神经的方法可终止发作,如深吸气后屏住呼吸、压舌板刺激咽部、潜水反射。

潜水反射方法:用装 4～5℃的冰水袋,或以冰水浸湿的毛巾敷整个面部,每次 10～15 秒,1 次无效,隔 3～5 分钟可再用,般≤3 次。

(2)抗心律失常药物 首选普罗帕酮,也可用胺碘酮等抗心律失常药物:如发作时间长,有心力衰竭,首选地高辛(参见心力衰竭)。药物与潜水反射可交替应用。

(3)经食管心房起搏超速抑制的方法终止发作。

(4)电击复律。

(5)针对病因治疗 房室旁路或房室结双径路如室上速发作频繁,应行射频消融治疗。

(二)紊乱性房性心动过速

简称紊乱性房速,为心房内有 3 个或 3 个以上的异位起搏点引起的房速,又称多源性房速或紊乱性房性心律。

1.心电图特点

(1)不规则房性心律,房率一般为 140～2 50 次/分。

(2)同一导联有 3 种或 3 种以上不同一形态的异位 P′波,与窦性不同。

(3)P′-P′波间有等电位线,P′-P′、P′-R、R-R 间隔不等。

(4)常有房室传导阻滞,室率较房率慢。

(5)可有室内差异性传导。

2.临床意义

同室上速。

3.治疗要点

药物治疗同室上速。也可用电击复律,应针对病因治疗。

（三）心房扑动

由于激动在心房内快速环行运动所产生的一种自动性快速而规则的心律失常。

1.心电图特点

(1)P波消失,代之以连续、快速、规则、大小相同的锯齿状的扑动波(F波),各波间无等电位线,频率多为260～400次/分,少数可达450次/分,平均300次/分。

(2)QRS波形态与窦性QRS波相同或增宽(伴有室内差异性传导)。

(3)心室律规则(房室传导比例固定,多为2∶1,或3∶1、4∶1、5∶1,或呈完全性房室传导阻滞),亦可不规则(房室传导比例不固定)。

2.临床意义

胎儿、新生儿、小婴儿心脏传导系统发育不成熟可出现房扑。房扑亦可见于预激综合征的小儿。1岁以上的小儿房扑可见于器质性心脏病、电解质紊乱、洋地黄中毒、甲状腺功能亢进症。心室率愈快,发作时间愈长,愈容易发生心力衰竭。

3.治疗要点

(1)药物:应用地高辛、普罗帕酮、胺碘酮等抗心律失常药物。预激综合征如发生房扑,则禁用洋地黄。

(2)经食管心房起搏超速抑制的方法终止发作。

(3)电击复律。

(4)针对病因治疗。

（四）心房颤动

房颤是一种自动性心房内多个微折返或环行运动所致的极快速的房性心律失常。

1.心电图特点

(1)P波消失,代之以纤细、零乱、快速和形态不同的颤动波,各波间无等电位线,频率为400～700次/分。

(2)QRS波形态与窦性QRS波相同或增宽(伴有室内差异性传导)。

(3)心室律不规则。

2.临床意义

房颤见于器质性心脏病、洋地黄中毒、电解质紊乱、预激综合征、甲状腺功能亢进症。

3.治疗要点

般首选地高辛治疗,也可用普罗帕酮、胺碘酮等抗心律失常药物。预激综合征如发生房颤,则禁用洋地黄,亦可用电击复律。应针对病因治疗。

四、阵发性室性心动过速

简称室速,指异位激动起源于希氏束分叉以下的心动过速。室速应与室上速伴室内差异性传导鉴别。

（一）心电图特点

(1)3个或3个以上连续的室性早搏,频率多为140～200次/分,亦可＜140次/分或＞200次/分。

(2)QRS波增宽,时间＞0.10秒(婴儿＞0.08秒)。

(3)T波与QRS波的主波方向相反。兼有下列之一者方可诊断：

1)房室脱节：即心房和心室无关，心房由窦房结或室上性异位起搏点控制，心室由室性异位起搏点控制，心房率＜心室率。

2)在发作前后的窦性心律中，有与室速发作时同一形态的室早。

3)有心室夺获或室性融合波。

(二)临床意义

多数见于器质性心脏病、窒息、缺氧、酸中毒、电解质紊乱、药物作用(如洋地黄、交感神经兴奋剂、麻醉剂等)，如伴有严重血流动力学障碍，预后不好，易引起死亡。少数无器质性心脏病，如特发性室速，可行射频消融治疗。

(三)治疗要点

(1)药物：伴血流动力学障碍，首选利多卡因，如无效，再选用普罗帕酮、胺碘酮等。特发性室速首选维拉帕米，β受体阻滞剂亦有效，而利多卡因无效。洋地黄中毒首选苯妥英钠。

(2)电击复律。

(3)如药物和电击复律治疗无效，可床旁置入临时起搏器，经股静脉插管至右室起搏，用超速抑制的方法终止发作。

(4)应针对病因治疗　如缺氧、电解质紊乱、酸中毒等，特发性室速可用射频消融治疗。

(5)植入式心内复律除颤器(ICD)，但价格昂贵。

五、心室扑动和心室颤动

是最严重的快速异位性心律失常，心室完全丧失舒缩排血功能呈蠕动状态，血流动力学实为心脏停搏，多发生在临终前，属濒死心电图。

室扑是室速与室颤之间的过渡型，单纯室扑很少见，并且与心室率极快的室速难以鉴别。室颤是由于心室各部分异位兴奋灶的不应期不均衡，引起心室除极混乱。室颤的最后阶段频率变慢，波幅变小，直到电波消失呈一条直线。

(一)心电图特点

1.室扑

连续出现快速、匀齐而波幅较大的扑动波，频率180～250次/分，平均200次/分，QRS波与T波相连无法辨认。

2.室颤

QRS波与T波完全消失，代之以一系列快速而不规则的大小不等、波形不同的颤动波，频率150～500次/分。

(二)临床意义

室扑和室颤多为临终征象，见于器质性心脏病、窒息、缺氧、酸中毒、电解质紊乱、药物作用(如洋地黄、交感神经兴奋剂、麻醉剂等)、体外循环、人工低温。

(三)治疗要点

室扑和室颤患儿应立刻施行电击复律。亦可用利多卡因、普罗帕酮、胺碘酮等药物配合治疗。应针对病因治疗。

六、房室传导阻滞

系指由于房室传导系统不应期异常延长,使激动自心房向心室传导异常延缓或部分甚至全部不能下传的现象。

按阻滞程度不同分为三度,一度和二度房室传导阻滞又称为不完全性房室传导阻滞,三度房室传导阻滞又称为完全性房室传导阻滞。一度房室传导阻滞为房室传导时间延长,但每个心房激动都能下传至心室。二度房室传导阻滞为部分心房激动传导受阻,不能下传至心室,分为莫氏Ⅰ型(又称为文氏型)和莫氏Ⅱ型。三度房室传导阻滞为所有心房激动传导受阻,都不能下传至心室,心室由阻滞部位以下的异位起搏点控制。

(一)心电图特点

1.一度房室传导阻滞

(1)P-R间期>各年龄组正常范围上限。各年龄组P-R间期正常范围上,限为:新生儿0.13秒,婴幼儿0.14秒,学龄前儿童0.16秒,学龄儿童0.18秒。

(2)P-R间期虽在正常范围,但P-R间期较原来延长>0.04秒。

2.二度房室传导阻滞

(1)莫氏Ⅰ型:夜间常见。

1)P-R间期逐渐延长,同时R-R间距逐渐缩短,直至P波之后无QRS波(发生心室脱落)。

2)发生心室脱落的R-R间距<2个P-P间距。

(2)莫氏Ⅱ型:少见。

1)P-R间期固定.(正常或延长)。

2)P波按规律出现,部分P波之后无QRS波,房室传导比例固定,如2:1、3:2、3:1等。

(3)高二度房室传导阻滞:少见。指房室传导比例为3:1或更高程度的二度房室传导阻滞,如4:1、5:1、6:1等,仅少数P波能下传至心室,发生心室夺获,心室率很慢,常出现交界性或室性逸搏或逸搏心律。

3.三度房室传导阻滞

少见。

(1)P波与QRS波无关,P-P间距和R-R间距各有其固定规律。

(2)心房率>心室率,心房节律多为窦性心律,亦可为房扑或房颤,心室节律为交界性逸搏心律(>40次/分)或室性逸搏心律(≤40次/分)。

(3)QRS波形态:阻滞部位在希氏束以上者,QRS波与窦性QRS波相同;阻滞部位在希氏束以下者,QRS波增宽,时间>0.10秒(婴儿>0.08秒)。异位起搏点来自左束支者,QRS波呈右束支传导阻滞型;异位起搏点来自右束支者,QRS波呈左束支传导阻滞型。

(二)临床意义

一度和二度Ⅰ型房室传导阻滞可见于迷走神经张力增高、房室结双径路,亦可见于电解质紊乱、洋地黄中毒、器质性心脏病、SLE等结缔组织病。

二度Ⅱ型和高二度房室传导阻滞见于电解质紊乱、洋地黄中毒、器质性心脏病、SLE等结缔组织病。

三度房室传导阻滞见于先天性房室传导阻滞、器质性心脏病、洋地黄中毒、SLE 等结缔组织病。

（三）治疗要点

应针对病因治疗。二度、三度房室传导阻滞应密切监护。暴发性心肌炎引起三度房室传导阻滞如发生惊厥、晕厥或阿斯综合征者应静脉给予阿托品或异丙基肾上腺素,同时在床边置入心脏临时起搏器。先天性房室传导阻滞或心脏手术后三度房室传导阻滞应安装心脏起搏器。

七、室内传导阻滞

一室内传导阻滞又称束支传导阻滞,系指发生在房室束分支以下部位的传导阻滞。根据房室束分支的解剖特点和阻滞部位不同,分为右束支传导阻滞、左束支传导阻滞及左束支分支传导阻滞,左束支分支传导阻滞又分为左前分支传导阻滞和左后分支传导阻滞。左、右束支传导阻滞根据 QRS 波时间是否增宽(即是否≥0.10 秒),分为完全性传导阻滞或不完全性传导阻滞。

右束支可看作是房室束的延伸。右束支传导阻滞,使激动沿左束支下传,室间隔和左室后壁的除极基本正常,由左向右进行。由于右束支较细长,易发生右束支传导阻滞。

左束支传导阻滞,使激动沿右束支下传,室间隔的除极与正常相反,自右向左进行。由于左束支主干较粗大,不易发生左束支传导阻滞。左束支起始后不久,即分出两大分支,即左前分支和左后分支。左前分支细长,易发生左前分支传导阻滞;左后分支粗短,不易发生左后分支传导阻滞。

双束支传导阻滞指同时有两个分支发生阻滞。三束支传导阻滞(trifascicular block)指同时有三个分支发生阻滞。由于阻滞的部位和程度不同,双束支或三束支传导阻滞的心电图可表现为多种类型。完全性三束支传导阻滞形成三度房室传导阻滞,不完全性三束支传导阻滞常是三度房室传导阻滞的先兆。

（一）心电图特点

1.完全性右束支传导阻滞

(1)QRS 波时间≥0.10 秒。

(2)QRS 波形态:V1 导联呈 rsR′型,或 R 波宽钝、错折,V5 导联 S 波宽钝、错折而不深。Ⅰ导联 S 波和 aVR 导联 R 波宽钝、错折。

(3)ST-T 波方向与 QRS 波主波方向相反。

(4)电轴右偏多见。

2.完全性左束支传导阻滞

(1)QRS 波时间≥0.10 秒。

(2)QRS 波形态:V5 导联呈 R 型.R 波宽钝而错折,一般无 q 波和 S 波:V1 导联呈 QS 型或 rS 型,r 波极小,S 波宽钝而错折。

(3)ST-T 波方向与 QRS 波主波方向相反。

(4)电轴可轻度左偏:电轴多≤30°。

3.左前分支传导阻滞

(1)电轴左偏:电轴-30°～90°。

(2)QRS波形态:Ⅰ、aVL导联呈qR型,RaVL>R1,Ⅱ、Ⅲ、aVF导联呈rS型,SⅢ>SⅡ。

(3)QRS波时间正常或略增宽,一般≤0.10秒。

4.左后分支传导阻滞

(1)电轴右偏:一般电轴＞+1200°

(2)QRS波形态:Ⅰ、aVL导联呈rS型,Ⅱ、Ⅲ、aVF导联呈qR型。

(3)QRS波时间正常或略增宽,一般≤0.10秒。

(4)应检查超声心动图,以除外右室肥大等引起电轴右偏因素。

5.双束支传导阻滞

(1)完全性右束支传导阻滞＋左前分支传导阻滞:常见心前区导联为完全性右束支传导阻滞,同时肢体导联为左前分支传导阻滞,且电轴左偏为-60°左右。

(2)完全性右束支传导阻滞＋左后分支传导阻滞:心-前导联为完全性右束支传导阻滞,同时肢体导联为左后分支传导阻滞,且电轴右偏为＋120°左右。应检查超声心动图,以除外右室肥大等引起电轴右偏因素。

(3)左前分支传导阻滞＋左后分支传导阻滞:左前分支传导阻滞与左后分支传导阻滞的表现间歇或交替出现。

6.三束支传导阻滞

(1)完全性右束支传导阻滞＋左前分支传导阻滞＋度房室传导阻滞。

(2)完全性右束支传导阻滞＋左前分支传导阻滞＋二度Ⅱ型房室传导阻滞。

(3)完全性右束支传导阻滞＋左后分支传导阻滞＋一度房室传导阻滞。

(4)完全性右束支传导阻滞＋左后分支传导阻滞＋二度Ⅱ型房室传导阻滞。

(5)完全性右束支传导阻滞合并间歇或交替出现左前分支传导阻滞与左后分支传导阻滞。

(6)完全性左束支传导阻滞＋一度房室传导阻滞或二度Ⅱ型房室传导阻滞。

(二)临床意义

右束支传导阻滞、左前分支传导阻滞较多见。

小儿正常心电图V1导联可呈M型。首都儿科研究所曾统计右心前区导联呈M型者占5%～11%,易随体位和呼吸变化而改变,QRS波时间多正常。

不完全性右束支传导阻滞亦可为病理性,见于器质性心脏病、洋地黄中毒、电解质紊乱。北京儿童医院曾总结分析小儿不完全性右束支传导阻滞心电图,约有1/3考虑可能有病理意义,判断标准可参考以下几点:①V1导联R′波电压>0.8mV,R′>r,R′波时间>0.04秒。②Ⅰ、V5导联S波时间>0.04秒。③电轴右偏或左偏。④结合临床情况全面考虑。

完全性右束支传导阻滞、左束支传导阻滞、左前分支传导阻滞、左后分支传导阻滞、双束支传导阻滞见于器质性心脏病、洋地黄中毒、电解质紊乱。

三束支传导阻滞临床意义同三度房室传导阻滞。

(三)治疗要点

应针对病因治疗:三束支传导阻滞治疗同三度房室传导阻滞。

八、预激综合征

又称 Wolff-Parkinson-White(W-P-W)综合征,是一种心电图诊断,系指房室之间有附加传导旁路,室上性激动可通过此旁路使部分心室较正常房室传导系统更快地预先除极,由于心室预先激动引起的心电图改变。

目前组织学已证实的附加传导旁路有三种:①房室旁路(即 Kent 束),位于房室沟的左侧或右蜓,连接心旁和心室,引起典型预激综合征。②房束旁路(即 James 束),连接窦房结和房室结远端,引起短 P-R 综合征。③束室旁路(即 Mahaim 束),连接房室结(或房室束)和室间隔顶部,引起异型预激综合征。

(一)心电图特点

1.典型预激综合征

(1)PR 间期缩短,≤0.10 秒(婴儿≤0.08 秒)。

(2)QRS 波时间增宽,时间>0.10 秒(婴儿>0.08 秒)。

(3)QRS 波起始部分粗钝、错折,形成预激波(即 δ 波)。

(4)P-J 时间正常,≤0.24 秒(婴儿≤0.20 秒)。

(5)继发性 ST-T 波改变,ST 段下降,T 波通常与预激波方向相反。

根据心前区导联心电图,将典型预激综合征分为 A、B、C 三型。

1)A 型:预激波在 V1~V6 导联 是正向的,QRS 波主波都向上(呈 R 或 Rs 型)、QRS 波形态与右束支传导阻滞相似。反映左侧旁路,较多见。

2)B 型:预激波 V1~V3 导联为负向,QRS 波主波向下(呈 QS 或 rS 型);预激波在 V4~V6 导联为正向,QRS 波主波向上(呈 R 或 Rs 型),QRS 波形态与左束支传导阻滞相似。反映右侧旁路,较多见。

3)C 型:预激波在 V1~V3 导联为正向,QRS 波主波向上(呈 R 或 Rs 型);预激波在 V4~V6 导联为负向,QRS 波主波向下(呈 QS 或 rS 型)。此型罕见。

2.短 P-R 综合征

(1)PR 间期缩短,≤0.10 秒(婴儿≤0.08 秒)。

(2)QRS 波时间正常,无预激波。

3.异型预激综合征

(1)P-R 间期在正常范围。

(2)QRS 波时间增宽,时间>0.10 秒(婴儿>0.08 秒)。

(3)QRS 波起始部分粗钝、错折,形成预激波。

(二)临床意义

小儿预激综合征中有 2/3 无器质性心脏病,见于有房室旁路的健康小儿,可因早搏诱发室上速、房扑;1/3 见于器质性心脏病。

(三)治疗要点

无器质性心脏病,也无室上速发作,不需治疗。无器质性心脏病,室上速发作频繁.应到有条件的医院行射频消融治疗。室上速发作,应首选普罗帕酮,也可用地高辛、ATP 或腺苷、胺碘酮等药物。如发生房扑、房颤,则禁用洋地黄。

有器质性心脏病,应针对病因治疗。

九、Q-T 间期延长

Q-Tc(即校正的 Q-T 间期)>0.44 秒为 Q-T 间期延长。Q-TC=测量的 Q-T 间期/R-R 间期的平方根。

1.获得性长 Q-T 间期综合征

见于低血钙症、低血钾症、低血镁症等电解质紊乱,用普罗帕酮、胺碘酮等抗心律失常药物。

2.先天性长 Q-T 间期综合征

少见,为基因突变所致的离子通道病。以心电图 Q-Tc 间期显著延长,发作性恶性室性心律失常(室速、室颤、心室停搏)一引起反复晕厥、惊厥,甚至心源性猝死为特征。如不查心电图,易误诊为癫痫。

(1)诊断要点

1)一般为幼儿、学龄儿童、青少年发病。

2)心电图 Q-Tc 间期显著延长,伴 T 波振幅、形态改变。

3)反复晕厥、惊厥,甚至心源性猝死。诱因为运动(跑步、游泳)、情绪激动、大的噪音(闹钟、门铃、电话铃、雷鸣、枪击)。

4)发作性恶性室性心律失常(室速、室颤、心室停搏),室速常为尖端扭转型(TdP)。

5)可有 Q-Tc 间期延长或心源性猝死的家族史。

6)可有先天性耳聋。

(2)治疗要点

治疗主要是纠正电解质紊乱,停用抗心律失常药物等。

1)非选择性 β 受体阻滞剂 口服普萘洛尔每日 2～4mg/kg。

2)安装心脏起搏器。

3)左侧颈、胸交感神经节切断术。

4)植入式心脏复律除颤器(ICD),价格昂贵。

十、几种特殊类型的心律失常

(一)冠状窦心律和左房心律

1.心电图特点

(1)冠状窦心律:Ⅱ、Ⅲ、aVF 导联 QRS 波前有 P 波倒置,P'-R 间期>0.10 秒;Ⅰ、V5、V6 导联 P 波直立;QRS 波时间正常。

(2)左房心律:Ⅰ、V6 导联 P 波倒置;aVR 导联 P 波直立;Ⅱ、Ⅲ、aVF、V5 导联 P 波可以倒置。

2.临床意义

都属于交界性心律,可见于健康小儿,坐位、立位心电图或心电图平板运动试验可转为窦性心律。也可见于先天性心脏病、风湿性心脏病、洋地黄中毒等。

(二)加速性交界性心动过速

1.心电图特点

交界性心律,P 波为逆行型,频率为 70～130 次/分,常与窦性心律交替出现,可见房性融合波。

2.临床意义

可见于健康小儿,坐位、立位心电图或心电图平板运动试验可转为窦性心律。也可见于器质性心脏病、洋地黄中毒等。

（三）加速性室性自搏心律

1.心电图特点

室性心律,频率≤120次/分,常与窦性心律交替出现。

2.临床意义

可见于健康小儿,也可见于器质性心脏病、洋地黄中毒等。

十一、小儿心律失常的电击复律治疗

小儿心律失常的非药物治疗包括电击复律、电起搏、射频消融术及外科治疗。

电击复律是利用短暂的电击,使心脏所有起搏点同时 除极,从而消除异位起搏点并终断各折返途径,可有效地 终止各种快速心律失常,使窦房结重新控制心律。

1.适应证

（1）室颤。

（2）室速。

（3）室上速伴严重心力衰竭或药物治疗无效者。

（4）心电图无法分辨的快速异位心律,病情危重者。

（5）房扑伴心力衰竭,药物治疗无效者。

（6）房颤伴心力衰竭,药物治疗无效者。

2.禁忌证

洋地黄或电解质紊乱引起的快速心律失常。

3.方法

一般采用体外同步直流电击术。除颤器于心电图 R 波（在 R 波顶峰后 20ms 内）触发放电,P′避免电刺激落在心室易损期而促发室速或室颤。

（1）应做好复苏准备,检查机器同步性能。

（2）除颤器电极上涂以适量的导电糊,便于导电及预防烧伤。将一个电极置于胸骨右缘第 2 肋间,另一个于左腋中线第 4 肋间。电极直径成人 8cm,小儿 4.5cm。

（3）应用最小而有效的能量进行复律,首次 2J/kg,如无效,可增至 4J/kg,最大量 6J/kg。一般婴儿用 20～40J,儿童 70J,少年 100J,成人 150J。一次治疗中,重复电击不宜超过 2～3 次。

4.并发症及处理

电击复律可引起心律失常,转复后常立即出现房早、窦缓、交界性心律或室早,约 1～2 分钟自行消失。少数出现室速或心颤,多由于机器同步装置失灵、用电量过大所致,调整机器和用电量后,可再次电击复律;或由于洋地黄中毒、电解质紊乱引起者。应用抗心律失常药物治疗。偶有发生心脏停搏,多为原有窦房结功能 碍者,应采用电起 治疗。

电击复律还可引起一过性心肌损伤及局部皮肤充血、刺痛等并发症。

复律后应密切观察 1～2 小时,并用抗心律失常药物维持治疗数月,以防复发。

第六章　儿科泌尿系统疾病

第一节　急性肾小球肾炎

急性肾小球肾炎(简称急性肾炎)是小儿时期最常见的肾小球疾病。临床上是以急性起病、血尿、高血压、水肿及肾小球滤过率可有所降低为特点的一个综合征;小儿时期以链球菌感染后发生者多见。临床上常区分为链球菌感染后或非链球菌感染者两大类。

由 A 族 β 溶血性链球菌感染引起者常为免疫复合物性肾炎。病理为弥漫性毛细血管内增生性肾炎。电镜下还可见本症特征性的"驼峰"病变。免疫荧光见有 IgG 和 C3 于肾小球沉积。

一、临床表现

1.学龄儿多见

发病前 1～3 周常有呼吸道或皮肤的链球菌感染史,自前驱感染至临床发病有一无症状间歇期。

急性起病。多以晨睑肿为主诉,重者偶延及全身。血尿为另一常见主诉。可为洗肉水样,也可为深茶色尿。此外可有乏力、头痛、头晕、恶心、腹痛、腰部钝痛等症状。查体除非可凹水肿外,常有血压增高。

2.严重病例

有以下几种表现:

(1)严重的循环充血或心力衰竭:烦躁、气急、端坐呼吸、肺底湿性啰音、心率增快,甚至奔马律、肝大等。

(2)高血压脑病:表现有头痛、呕吐、一过性视力障碍、甚至惊厥、昏迷。

(3)急性肾衰竭:持续尿少、严重氮质血症、电解质紊乱(高钾、低钠、高磷血症)、代谢性酸中毒等。

3.不典型病例

(1)亚临床病例:有链球菌感染史或密切接触史,但无明显临床表现;但血补体测定常呈规律性降低继之恢复的动态变化。

(2)肾外症状性肾炎:患儿无明显尿液改变,但临床有水肿、高血压、甚至呈急性循环充血、高血压脑病。如行反复尿化验及血补体水平的动态观察多可发现其异常。

(3)蛋白尿表现显著者可达肾病综合征水平,甚至有相应的血生化改变。

4.实验室和其他检查

(1)尿液检查:以血尿为主要所见。尿沉渣还可见红细胞管型、颗粒管型及白细胞。尿蛋白一般为＋～＋＋。

（2）可见轻度贫血。血沉常增快。

（3）有关链球菌感染的检查：例如咽或皮肤病灶细菌培养（阳性率一般仅 20%～30%），血中抗链球菌溶血素 O（ASO）滴度增高（阳性率 70%～80%），但皮肤感染引起者 ASO 常不增高。

（4）血中补体测定：总补体及 C3 急期明显下降，6～8 周恢复。

（5）肾功能检查：暂时性血尿素氮（BUN）及肌酐（Cr）升高，肌酐清除率（Ccr）下降。

二、诊断要点

（1）急性起病以血尿、高血压、水肿为主要表现。

（2）发病前常有感染史，链球菌感染引起者于感染至发病间有一无症状间歇期（1～3 周）。

（3）化验检查：尿液以血尿为主。血中 ASO 常增高，血补体于起病 6～8 周内降低。肾功能检测可有暂时性 BUN、Cr 升高。

（4）典型病例一般于 2～4 周内利尿消肿、肉眼血尿消失、血压恢复正常。尿化验逐步恢复。一般病程不超过 6 个月。

三、治疗

1.一般治疗

起病 1～2 周内宜卧床休息，待血压恢复、肉眼血尿消失可逐步恢复活动。3 个月内应避免重体力活动。水肿、血压高及少尿者应少盐或无盐饮食。氮质血症者用低蛋白饮食。为彻底清除链球菌感染灶，应用青霉素 7～10 天，对青霉素过敏者可用红霉素或其他大环内酯类抗生素。

2.对症治疗

（1）利尿剂：经控制水盐入量，仍有水肿、高血压、少尿者给予利尿剂。口服可用氢氯噻嗪，每日 1～2mg/kg，分 2～3 次服。明显水肿可用呋塞米，口服或注射每次 1～2mg/kg，每日 1～2 次。

（2）降压药：凡经休息、限盐、利尿而血压仍高者应予降压药。可选用硝苯地平，每次 0.25～0.5mg/kg，口服或舌下含服。或利舍平（利血平），首剂 0.07mg/kg（最大量不超过 2.0mg）肌注或口服，继以每日 0.02～0.03mg/kg 分 2～3 次口服。

3.严重症状的治疗

（1）高血压脑病：应用速效、高效降压药。可用二氮嗪（diazoxide），每次 3～5mg/kg，于 1/2～1 分钟内静脉注入。也可应用硝普钠 5～10mg，溶于 10% 葡萄糖液 100ml 中静脉滴注，自每分钟 1μg/kg 开始，视血压而调整速度，但最高每分钟不超过 8μg/kg。本药应新鲜配制，输液瓶以黑纸或铝箔覆盖以避光。有惊厥者应止惊，止惊同时注意呼吸道通畅、给氧及预防脑水肿。

（2）严重循环充血和心力衰竭：给予强力利尿剂。心力衰竭者见有关专章。特别注意强心剂的剂量宜小。药物治疗无效者可予透析治疗。

（3）急性肾（功能）衰竭：见本章急性肾衰竭节。

第二节 慢性肾炎

慢性肾炎是指病程超过1年、伴不同程度的肾功能不全和(或)持续性高血压的肾小球疾患而言,可有多种病因及病理类型,故实为一临床综合征。一般呈缓慢进展的病程,部分病例最终进入肾功能衰竭。

一、临床表现

1.病程

已超过1年,有轻重不一的水肿、高血压,常有夜尿增多。视肾功能不全程度患儿可有生长发育停滞、疲乏、无力、厌食、恶心、消瘦、贫血、皮肤干燥、瘙痒。最终则呈现尿毒症时各系统器官受累症状(详见慢性肾功能衰竭节)。部分病儿症状不明显未引起家长注意,但于感染等诱因时症状可急剧加重。

2.实验室和其他检查

(1)尿液检查:视原患的肾脏病而异。一般而言,除程度不一的蛋白尿、血尿、尿沉渣异常外,尿比重常固定于1.010左右。

(2)血常规:不同程度的正细胞性贫血。

(3)肾功能:因肾小球滤过功能受损,故肌酐清除率下降,当低于正常50%以下时,血中尿素氮(BUN)及肌酐(Cr)增高。病儿多同时有一定程度的肾浓缩功能减退。

(4)血生化呈肾功能不全时的电解质及酸碱失衡表现,如血磷增高、血钙下降、当后期尿量少时血钾增高,血钠一般偏低,常有酸中毒改变。

(5)影像学检查:B型超声检查于早期肾脏大小尚正常,后期可缩小。X线骨骼检查可见骨质稀疏。

(6)肾脏病理改变于病程后期常呈非特异的硬化改变,且肾脏多缩小,肾穿刺常较困难且易发生出血等并发症,故一般不行活检。但在肾尚未缩小,又需明确原发病及病变程度,以便给予相应治疗措施者,可谨慎地行肾活检。

二、诊断要点

根据1年以上肾小球疾病史,有不同程度的肾功能不全和(或)高血压即可做出临床诊断。但应尽可能明确致成慢性改变的原肾小球疾病类型以及促使其慢性化的因素(如持续的高血压),以便给予相应治疗。儿科患者应注意与下列疾患鉴别。

(1)有无遗传性肾炎、先天肾发育不全或畸形。

(2)慢性肾盂肾炎。

(3)慢性肾炎病程中在某些诱因时的急性发作应与急性肾炎区别。

三、治疗

(1)一般治疗

(1)病情轻者不必过多限制活动,但宜避免过劳,注意预防和及时治疗各种感染、清除感染灶,并避免应用肾毒性药物。

(2)膳食管理:伴水肿、高血压者适度限盐。蛋白摄入视肾功能不全程度而异,成人一般每日 30~40g。当肌酐清除率<正常 15%时,每日蛋白应<0.5g/kg。并注意给予优质蛋白,供足够热量。补充多种维生素。

(2)如果原发的肾脏疾病仍呈活动性改变,则给予相应治疗。

(3)控制高血压,对伴有水钠潴留者应给予利尿剂。并注意其相应的不良反应。

(4)肾衰竭的治疗,参见慢性肾衰竭节。

第三节　小儿血尿

一、诊断

1.血尿的诊断标准

取新鲜清洁中段尿送检,离心尿中RBC>3 个/HP;不离心尿中RBC≥1 个/HP 为病理性血尿。

2.诊断步骤

(1)真性血尿的确定:

1)排除假性血尿:①污染血尿,邻近器官出血混入尿液中,如阴道、包皮、肛门、直肠息肉等。②血红蛋白尿和肌红蛋白尿。③红色尿。

2)排除生理性血尿:①新生儿血尿。②直立性血尿。③运动性血尿。

(2)确定出血部位:

1)根据外观判断:①肾小球性血尿外观均匀一致,呈暗棕色或烟灰色。②下泌尿道出血为鲜红色或有血凝块。③尿道出血多为尿道口滴血。

2)尿三杯试验:①初血尿,来自尿道。②终末血尿,来自膀胱三角区,膀胱颈或后尿道。③全血尿:来自肾小球。

3)尿常规检查:①需新鲜尿。②应按多次检查结果进行分析。③由尿分析仪检查确定真性血尿后必须镜检观察红细胞数、有无管型。

4)12h 尿沉渣计数(艾迪计数):尿红细胞>50 万为异常。

5)尿红细胞形态检查:主要区别血尿系肾小球性抑或非肾小球性。

(3)其他实验室检查和特殊检查的选择:根据病史、临床表现及尿红细胞形态、尿常规等进行初步分析以缩小诊断范围。如:

1)年龄方面:2 岁以下多考虑先天性尿路畸形、肾血管疾病。

2)血尿伴高血压、水肿多为各种类型的肾小球肾炎。

3)上感诱发血尿或使血尿加重,无其他症状,潜伏期短,多为 IgA 肾病、薄基底膜病。

4)家族史:家族中有结石者,患儿有高钙尿症可能;有耳聋、血尿、肾衰者多考虑遗传性疾患。

5)突发肉眼血尿时应注意食物或药物过敏史。

确定为肾小球性血尿者应做以下检查:

1)血沉、抗"O"、肝肾功能、乙肝六项、补体 C3、免疫球蛋白。

2)血尿伴较多蛋白尿者应查 24h 尿蛋白定量、血脂全套、尿系列蛋白,必要时做血清蛋白电泳。

3)伴有贫血者查血常规、血小板计数,注意血液系统疾病。

4)疑患结缔组织病者查血清抗核抗体,支原体感染者查支原体抗体。

5)肾脏 B 超观察肾脏大小、肾实质情况。

6)持续镜下血尿或发作性肉眼血尿>6 个月时可考虑做肾活检。

7)遗传性肾炎者,患儿及其家属做电听力检测或脑干诱发电位检查。确定为非肾小球血尿者做以下检查:

1)常规做双肾、输尿管、膀胱 B 超,腹部平片,必要时做静脉肾盂造影。

2)尿路感染者应做清洁中段尿培养连续 2 次,同时做菌落计数及药敏,必要时做排尿性膀胱尿道造影。

3)疑高钙尿症做尿钙/尿肌酐比值(随机或空腹),比值>0.21 再做 24h 尿钙测定,如尿钙>4mg/kg 再进一步做钙负荷试验。

4)疑胡桃夹现象致血尿者需做 B 超观察有无左肾静脉受压,必要时做血管造影或肾 CT。

5)其他,肾图、膀胱镜在小儿使用较少。

二、治疗

(1)视病因而进行治疗,如病因不明而血尿重者应多休息少活动。

(2)IgA 肾病患者以预防感染为主,避免剧烈活动,若血尿及蛋白尿较重者可考虑用糖皮质激素。

(3)特发性高钙尿症常用:

1)氢氯噻嗪 1~2mg/(kg·d)分 2 次口服,疗程 4~6 周。

2)多喝水,适当限制钠盐,避免进食含草酸过多的果汁、巧克力等。

3)吸收性高钙尿症者应限制乳类及含钙高的食品。

(4)中药:视病因辨证应用活血化瘀,清热止血药。

第四节　肾病综合征

肾病综合征是由于肾小球滤过膜对血浆蛋白通透性增高,大量血浆蛋白质自尿中丢失,导致一系列病理生理改变的一个临床综合征。表现有大量蛋白尿、低白蛋白血症、高脂血症、水肿。可由多种病因和病理改变引起。

依是否有明确病因可区分为原发和继发二种。又视有否血尿、高血压、氮质血症、血中补体低下否而进一步区分为肾炎型或单纯型。病理可呈多种改变,小儿时期以微小病变多见。

一、临床表现

1.水肿

常为主诉,为可凹性水肿。始自颜面,可及全身、甚至体腔积液,即伴胸水、腹水、心包积液。肾炎型者可有血压增高。

2.实验室和其他检查

(1)尿液检查：尿蛋白定性≥＋＋＋，定量 24 时≥50mg/(kg·d)。尿沉渣镜检常见透明或颗粒管型。还可见红细胞、肾上皮细胞。

(2)血液生化检查：人血白蛋白下降(＜30g/L)。血脂增高，总胆固醇增高显著，此外甘油三酯、极低密度脂蛋白(VLDL)和低密度脂蛋白(LDL)也常增高。血电解质一般正常。血钙有偏低倾向。

(3)肾功能：单纯型者多属正常。

二、诊断要点

1.临床诊断

肾病综合征虽多表现前述四大临床特点，确诊则以大量蛋白尿[定性≥＋＋＋，定量以≥50mg/(kg·d)为准]和低白蛋白血症(＜30g/L)为必具条件。在诊为肾病综合征后应区分为原发或继发。对原发者需进一步区别为单纯型及肾炎型。只具以上特点者为单纯型；凡具以下表现之一项或多项者即诊为肾炎型。即：①尿中红细胞＞10/HPF(两周内 3 次离心尿检查)。②反复出现或持续性高血压，学龄儿童＞17.3/12.0kPa(即 130/90mmHg)、学龄前儿童＞16.0/10.7kPa(即 120/80mmHg)，并排除因应用糖皮质激素所致者。③氮质血症：血尿素氮＞10.7mmol/L(30mg/dl)，并排除血容量不足所致者。④血总补体活性或 C3 反复降低者。

根据泼尼松每日 1.5～2.0mg/kg 治疗 8 周时的效应而区分为：①激素敏感型(完全效应)，指尿蛋白阴转者。②激素耐药(无效应)，尿蛋白仍≥＋＋＋。③激素依赖型，用药后虽可缓解，但减量或停药 2 周内复发，恢复用药或再次用药仍有效，并重复 3 次以上者。

2.病理诊断

典型表现的肾病综合征一般不需肾活检，一经临床诊断即应开始治疗。仅下述情况可考虑肾活检以获病理诊断：①激素耐药；②不典型病例如伴持续肉眼血尿或高血压者；③病程中肾功能急剧恶化，或呈缓渐的肾功能减退者；④疑有间质性肾炎或有新月体形成者。

3.并发症的诊断

本征病程长、病理生理改变显著，又常采用糖皮质激素、免疫抑制剂等治疗，故易发生各种并发症。而后者一旦发生则病情进一步复杂。影响预后，严重者甚至死亡。常见者如下：

(1)感染：常见有呼吸道、尿路感染及皮肤感染。多种病原体如细菌、病毒、真菌均可致病。还需注意在长期应用糖皮质激素者体内结核病灶的活动或播散。

(2)高凝状态及血栓栓塞并发症：由周缘血管栓塞而引发的症状比较明显：肾静脉血栓形成如急性发生且累及双侧时则有腹痛、血尿、腹部偶可触及肿大肾脏，肾功能减退；如缓慢发生时仅呈持续不缓解的蛋白尿。

肺部血管受累时，轻者可无症状，重则咯血、呼吸急促、X 线有浸润或梗死影，血气示低氧血症。

(3)电解质紊乱：常见低钠血症及低钾血症，并引起相应症状。此外多有低钙血症。

(4)低血容量休克：表现为体位性低血压、四肢末梢发凉、皮肤发花、脉细数、心音低钝、血压下降。在出现此类情况时，除考虑血容量减少的各种病因外，还需考虑有无肾上腺皮质的功能不足。

(5)急性肾(功能)衰竭:此可由于:①持续的低血容量/肾灌注减少,终至肾小管缺血坏死;②肾间质水肿,大量管型阻塞肾小管致肾小囊静水压增高,肾小球有效滤过减少;③伴发了双侧肾静脉血栓;④伴发间质性肾炎;⑤病理类型于某些诱因(如感染)影响下的恶化。表现为少尿、氮质血症,水电解质紊乱及酸中毒。

(6)急性间质性肾炎:常系由药物致之过敏性间质性肾炎。表现有发热、皮疹、血中嗜酸细胞及 IgE 升高;尿中出现嗜酸性粒细胞。肾功能减退。

(7)肾小管功能异常:病程久者可见一定程度的肾小管功能紊乱,尤其是近端小管功能改变,表现为糖尿、氨基酸尿、肾小管性蛋白尿、尿中失磷、失钾、肾小管酸中毒等。少数有浓缩功能障碍。

三、治疗

1.一般治疗

除高度水肿、并发感染或其他严重并发症者一般不需卧床。需卧床时应注意变换体位、肢体活动,以免发生肺部感染或血管栓塞并发症。水肿及高血压时限盐或短期忌盐。尿少者限水入量。膳食中供应同龄儿正常所需之热量及蛋白质。补充足量维生素和钙剂。

2.对症治疗

水肿明显者应予利尿。一般可用氢氧噻嗪,每日 1～2mg/kg,口服,久用时加服螺内酯。无效者则用强有力的袢利尿剂呋塞米,每次 1～2mg/kg,口服、肌注或静脉给药。对顽固水肿,一般利尿剂无效,且血容量不高者可应用低分子右旋糖酐(10～15ml/kg,一般总量 100～200ml),内加多巴胺 10mg 及酚妥拉明 10mg 控制滴速为多巴胺 2～3μg/(kg·min)。滴毕静脉给呋塞米 1～1.5mg/kg。对伴严重低白蛋白血症且通常利尿措施无效者,可输注白蛋白 0.5～1g/kg,2～3 小时内静脉滴注,继之给以一剂呋塞米。

3.糖皮质激素治疗

为小儿肾病综合征药物治疗首选药。口服常应用泼尼松或泼尼松龙。剂量 1.5～2.0mg/(kg·d)(每日总量不超过 60mg)。分 3 次口服,用药一般 4～8 周(不短于 4 周,或尿蛋白阴转后 2 周)。然后改为 2～3mg/kg 隔日晨顿服。逐渐减量。总疗程国内分别有短程(共 3 个月)或中长疗程(6～9 个月)者,初治者一般 3～6 个月。对激素依赖者,尤当伴一定肾功能损伤时,还可给甲泼尼龙静脉冲击治疗,即每次 15～30mg/kg(总量不＞1000mg),加入葡萄糖液 100～200ml 静脉滴入,每日或隔日一次,3 次为一疗程。冲击后 48 小时再继用泼尼松,隔日服。冲击过程中注意并发感染、高血压、消化性溃疡、高凝等并发症或不良反应。

4.其他免疫抑制剂

加用或换用此类药之指征:激素耐药、依赖或频复发的肾病或(和)糖皮质激素不良反应严重或有糖皮质激素禁忌证者。

(1)环磷酰胺:口服每日 2～2.5mg/kg,疗程 8～12 周。其近期不良反应有白细胞减少、脱发、肝功能受损、出血性膀胱炎;远期不良反应主要为性腺损伤,导致不育。近年也有主张静脉冲击治疗,但具体方法各家不一,有每次 8～12mg/kg 静脉滴注,连用 2 日,间隔 2 周,再重复,也有每月一次者,总量一般不超过 150mg/kg,此药应用时注意当日足够液量摄入,以防止出血性膀胱炎。每 1～2 周查血常规,白细胞<$4×10^9$/L 应暂停用。

(2)苯丁酸氮芥:口服 0.2mg/kg,分 2～3 次服用,疗程 8 周。总量宜<10mg/kg。不良反应与环磷酰胺相似。

(3)环孢素 A:每日 5mg/kg,分三次口服,疗程 3～6 月。最好以药物血浓度监测以调整剂量。毒副作用有肾前性氮质血症(用药初期)、肾小管间质损伤(长期用药时)、多毛、牙龈增生、低血镁、血碱磷酶增高。

(4)雷公藤总甙:每日 1mg/kg,最大每日 30mg,分 3 次口服,疗程一般 3 月。不良反应有白细胞减少、胃肠反应、肝功能损伤。

5.辅助治疗

(1)左旋咪唑:2.5mg/kg 隔日口服 6 个月。尤对经常伴发感染者适用。

(2)高凝状态时可用肝素,最好以凝血酶原时间监测。也可用蝮蛇抗栓酶或口服抗血小板聚集药如双嘧达莫。也可应用中药丹参等治疗。

(3)降低尿蛋白:近年认为血管紧张素转换酶抑制剂,有改变肾小球局部血流动力学、降低蛋白尿、防止肾小球硬化之功,对经糖皮质激素诱导尿蛋白不缓解且肾功能正常者可给予此类药物。

(4)中药:多针对糖皮质激素不良反应,可给予滋阴降火药。在糖皮质激素减量过程中可给予益气补肾药。

(5)有感染或各种并发症时应及时治疗。

第五节　过敏性紫癜肾炎

过敏性紫癜肾炎是继发于过敏性紫癜的肾小球疾病。肾炎多数发生于过敏性紫癜病程 6 个月以内。临床表现除有或有过典型皮内出血性皮疹外,尚有血尿、蛋白尿、水肿、高血压和肾功能损害等肾炎症状。

一、临床表现

1.过敏性紫癜症状

有阵发性腹痛,呕吐、便血,由于肠管有水肿、出血、增厚,有时左右下腹可触及肿块,但绝大多数患儿有出血性皮疹、关节肿痛,部分病例有肾脏病变。该病由于肠蠕动功能紊乱和肠壁血肿,也可并发肠套叠。

2.肾脏症状

轻重不一的肾炎症状如水肿、血尿、蛋白尿、高血压和不同程度肾功能不全等,按临床表现可分为以下六型。

(1)孤立性血尿或孤立性蛋白尿。

(2)血尿和蛋白尿。

(3)急性肾炎型。

(4)肾病综合征型。

(5)急进性肾炎型。

(6)慢性肾炎型。

二、诊断要点

1.症状

有或 6 个月内有过敏性紫癜症状和体征,同时伴有上述肾炎临床表现。

2.尿液检查

轻重不一的血尿、蛋白尿、管型尿等。

3.血液生化检查

表现为肾病综合征者可有低蛋白血症和高脂血症等。

4.肾功能检查

可以正常、轻度损害直至肾衰竭,按临床类型而异。

5.肾穿刺活检

按病理表现可分为六级。

Ⅰ级:肾小球轻微异常。

Ⅱ级:单纯系膜增生。分为:a.局灶/节段;b.弥漫性。

Ⅲ级:系膜增生,伴有<50%肾小球新月体形成/节段性病变(硬化、粘连、血栓、坏死),其系膜增生可为:a.局灶/节段;b.弥漫性。

Ⅳ级:病变同Ⅲ级,50%~75%的肾小球伴有上述病变。分为:a.局灶/节段;b.弥漫性。

Ⅴ级:病变同Ⅲ级,>75%的肾小球伴有上述病变。分为:a.局灶/节段;b.弥漫性。

Ⅵ级:膜增生性肾小球肾炎。

三、治疗

本病病情轻重不一,一般治疗同过敏性紫癜,临床可按分型区别治疗,若有条件也应结合病理分级予以治疗。

1.孤立性血尿或病理Ⅰ级

给予双嘧达莫和(或)清热活血中药。

2.血尿和蛋白尿或病理Ⅱa级

雷公藤总甙 1mg/(kg·d)(每日最大量<45mg),疗程 3 个月,必要时可稍延长。

3.急性肾炎型(尿蛋白>1.0g/d)或病理Ⅱb、Ⅲa级

雷公藤总甙,疗程 3~5 月。

4.肾病综合征型或病理Ⅲb、Ⅳ级

泼尼松+雷公藤总甙,或泼尼松+环磷酰胺冲击治疗。泼尼松不宜大量、长期应用,一般于 4 周后改为隔日顿服。

5.急进性肾炎型或病理Ⅳ、Ⅴ级

甲泼尼龙冲击+环磷酰胺+肝素+双嘧达莫四联疗法(方法同原发性肾小球疾病),必要时透析或血浆置换。

第六节 急性肾衰竭

急性肾衰竭是指肾脏在各种致病因子作用下短期内肾功能急剧降低,甚至完全丧失,临床表现为水电解质紊乱、酸中毒和氮质血症等。尿量显著减少或无尿是急性肾衰竭突出的临床表现,但部分患儿尿量可以不少,被称为非少尿性急性肾衰竭。

急性肾衰竭就其病因和病理生理可分为肾前性、肾实质性和肾后性三型。

一、临床表现

急性肾衰竭临床经过可分为三期,临床表现如下。

1.少尿期

少尿或无尿,伴氮质血症,水过多(体重增加、水肿、高血压、肺水肿、脑水肿),电解质紊乱(如高钾血症、低钠血症、高磷血症、低钙血症,少数呈现低钾血症),代谢性酸中毒,并可出现循环系统、神经系统、呼吸系统和血液系统等多系统受累的表现。

2.利尿期

尿量逐渐或阶段性或急剧增多(每天超过 250ml/m²),浮肿有抽减轻,但氮质血症未消失,甚至可能继续轻度升高,可伴有水电解质紊乱等表现。

3.恢复期

氮质血症基本恢复,贫血改善,而肾小管的浓缩功能恢复缓慢,约需数月之久。

二、诊断要点

1.诊断依据:

(1)尿量显著减少:出现少尿(每天尿量<250ml/m²)或无尿(每天尿量<50ml/m²)。若无尿量减少者,则诊断为非少尿性急性肾衰竭。

(2)氮质血症:血清肌酐(Scr)>176μmol/L、血尿素氮(BUN)>15mol/L,或每日 Scr 增加>44~88μmol/L 或 BUN>3.57~7.5mmol/L,有条件时测肾小球滤过率(如内生性肌酐清除率 Ccr)常<30ml/(1.73m²·min)。

(3)常有酸中毒、水电解质紊乱等表现。

2.新生儿急性肾衰竭诊断依据

(1)出生后 48 小时无排尿或出生后少尿(每小时<1ml/kg)或无尿(每小时<0.5ml/kg)。

(2)氮质血症,Scr>88~142μmol/L,BUN>7.5~11mmol/L,或 Scr 每日增加>44μmol/L,BUN 增加>3.75mmol/L。

(3)常伴有酸中毒、水电解质紊乱、心力衰竭、惊厥、拒奶、吐奶等表现。

3.肾前性和肾实质性肾衰竭鉴别

参数见表 6-1,6-2。

表 6-1　儿童肾前性、肾性肾功能衰竭的实验室鉴别要点

项　　目	肾前性	肾性
尿常规	正常	早期可正常
尿比重[(1)]	＞1.020	＜1.010
尿渗透压(mmol/L)	＞500	＜350
尿/血渗透压	＞1.5	＜1.0
尿素氮/血肌酐(mg/mg)	＞20	10～15(同步升高)
尿/血肌酐(mg/mg)	＞40	＜10
尿/血尿素氮(mg/mg)	＞30	＜10
尿钠(mmol/L)	＜10	＞50
FENa(％)[(2)]	＜1	＞2
RFI[(3)]	＜1	＞2
补液试验[(4)]	有效	无效
利尿试输[(4)] 有效	无效	

注:(1)肾小球疾病患儿尿比重可不降低

$$(2)FENa = \frac{尿钠}{血钠} \div \frac{尿肌酐}{血肌酐} \times 100\%$$

$$(3)RFI = 尿钠 \times \frac{血肌酐}{尿肌酐}$$

(4)补液试验、利尿试验:予生理或 2:1 液(2 份生理盐水:1 份 1.4％碳酸氢钠)15ml/kg,30 分钟滴完,2 小时尿量升至 6～10ml/kg 为有效,即可考虑为肾前性肾衰,无效者不宜再补液。在纠正或排除血容量不足、循环充血或心力衰竭后,可用 20％甘露醇(0.2g/kg),无反应者给予呋塞米(1～2mg/kg),如 2 小时尿量达 6～10ml/kg,即为有效,也考虑为肾前性肾衰。

表 6-2　新生儿肾前性和肾性肾衰竭实验室鉴别要点

项　　目	肾前性	肾性
尿常规	正常	异常
尿透压(mmol/L)	＞350	＜300
尿/血渗透压	＞1.2	1.0 左右
尿素氮/血肌酐(mg/mg)	＞10	同步升高
尿/血肌酐(mg/mg)	＞20	＜10
尿/血尿素氮(mg/mg)	＞20	＜10
尿钠(mmol/L)	＜20	＞25
FENa(％)	＜2.5	＞3.0

三、治疗

1.肾前性肾衰竭

补充液体、纠正血容量、改善肾血流。

2.肾实质性肾衰竭

(1)少尿期

1)利尿剂和扩血管药:早期可试用呋塞米、酚妥拉明和小剂量多巴胺静脉滴注促进利尿。

2)限制入液量:非透析患儿按下式控制液量:

$$每日入液量＝不显性失水-内生水＋显性失水＋尿量$$

临床上通常以每日入液量＝400ml/m²＋显性失水＋尿量计算。显性失水指呕吐,外科引流、大量出汗等。

3)水过多:限制入液量、试用利尿剂和透析。

4)电解质紊乱:①高钾血症:治疗原则为限制含钾食物、药物摄入;降低血钾可用葡萄糖胰岛素静脉滴注;紧急处理可用碳酸氢钠静脉滴注或葡萄糖酸钙静脉缓慢注射。若经处理高钾血症持续或反复应予透析治疗。②低钠血症:治疗原则包括限制入液量;当血清钠＜120mmol/L有低钠血症临床表现才用较高张3%氯化钠溶液;持续或严重低钠血症应予透析。③高磷血症和低钙血症:治疗原则为用口服磷结合剂如氢氧化铝或碳酸钙降低血磷,低钙血症若无临床症状可不必静脉注射钙剂。

5)酸中毒:中、重度酸中毒可予静脉补碱剂。

6)氮质血症:可予包醛氧淀粉、必需氨基酸(如肾安)和α酮酸或羟酸(如肾灵)。严重、持续氮质血症应予透析。

7)营养与饮食:予低蛋白、低盐、低钾和低磷饮食,蛋白选用高生理效价的优质蛋白。短期内供热量可按基础代谢给予。

8)其他:高血压、抽搐、出血和贫血等应予对症处理,输血要谨慎,一般血红蛋白低于60g/L才予少量和反复输洗涤压积红细胞或新鲜血液。适当隔离患儿预防感染。

9)药物应用:避免应用肾毒性药,对需经肾排出药物要参照肾小球滤过率减量。

10)透析指征:①严重水潴留;②持续或难以纠正的高钾血症和(或)低钠血症;③持续难以纠正的酸中毒;④严重氮质血;⑤药物或毒物中毒而该物质又能被透析清除。

(2)多尿期:早期治疗原则同少尿期,然后注意水电解质平衡,预防感染和逐渐增加营养。

(3)恢复期:预防感染,增加营养,逐渐增加日常活动。

3.肾后性衰竭

内科治疗同肾实质性肾衰竭;积极寻找泌尿系阻塞原因并尽可能予以排除。

第七节　慢性肾衰竭

慢性肾衰竭是由多种肾脏病、持续逐步进展致之肾功能逐步减退,致使体内氮质潴留、水电解质及酸碱失衡而引起的一系列病理生理改变及相应症状的一个综合征。原发病因与年龄有关:婴幼儿中多由泌尿系先天畸形、尿路梗阻而致;年长儿与成人者相似,主要由慢性肾炎、肾盂肾炎所致。

一、临床表现

1.一般起病缓慢

早期常有多尿、夜尿史。全身一般症状有乏力、食欲缺乏、苍白、皮肤干痒等症状。消化系统症状(易引起家长重视)有恶心、呕吐、呃逆、腹痛、腹泻。心血管系统方面患儿多有高血压,尿毒症期可伴发心包炎、心功能不全。造血系统方面有贫血、出血倾向。水、电解质紊乱方面:常有水肿、低钠血症、低钙血症、高磷血症,至终末期血钾也可升高。由于代谢性酸中毒可致呼吸深长。神经系统方面表现为不安、集中力减弱、神经肌肉应激性增加、痉挛、抽搐、昏迷。周围神经病变有感觉异常、烧灼感、疼痛、麻木等。小儿常有生长停滞、青春期发育延缓。

2.实验室和其他检查

(1)尿液检查:其特点是渗透压和尿比重降低且固定于1‰左右。此外,依原发病的不同患儿尿中可有蛋白、红白细胞及管型。

(2)血液检查:出现正色素正细胞性贫血,出凝血时间可能延长。

(3)血生化检查:血尿素氮、血肌酐增高,碳酸氢盐降低,血钠、血钙下降,血磷增高,后期血钾多增高。

(4)肾功能检查:尿浓缩功能下降,内生肌酐清除率明显下降。

(5)X线检查:X线胸片心影扩大,可有心包炎。骨骼方面有脱钙、佝偻病样改变,骨龄可落后。

二、诊断要点

(1)根据长期慢性肾脏病史,临床表现又生长发育停滞、乏力、食欲缺乏、恶心、呕吐、多尿、夜尿、高血压、贫血、出血倾向。化验尿比重低,固定于1‰,尿常规可有轻度异常。

(2)肾功能检查肾小球滤过率降至50%以下则体内代谢物即开始蓄积,降至30%以下即出现上述尿毒症症状,血生化检查示代谢性酸中毒。

根据上述1、2,可做出临床诊断。需注意有无可纠治的原发病因(如尿路梗阻)或诱发急性肾功能减退的因素(如感染、脱水、尿路梗阻、肾毒性药物的应用等)。

三、治疗方案及原则

1.尽可能明确原发病因及有无可逆性的诱发因素并去除之(如尿路梗阻、感染);纠正水、电解质及酸碱失衡以尽量保持内环境的稳定;防治并发症;保护肾功能,并尽量延缓其继续恶化;对已发展至尿毒症终末状态者则只能靠透析治疗维持生命,并争取行肾移植术。

2.治疗原发病及伴发病

去除使肾功能进一步恶化的各种诱因。如原有梗阻性肾病应去除或缓解尿路的梗阻;有狼疮肾炎者应给以相应病因治疗;对伴发的感染、脱水、高血压等病应给予相应治疗。

3.饮食及营养治疗

应综合考虑两个方面,即患儿的营养需要与不加重肾脏的负担。一般而言,肾功能如仍保持50%以上,则不必限制饮食,否则对饮食应予调整。

供足够热量,年长儿应至少满足基础代谢所需,即每日146kJ/kg,年长儿应达到251.0～292.8kJ/kg,以减少体内蛋白质的分解。

蛋白质,小儿时期尤其是婴幼儿尚需考虑其生长发育的需要,一般而言中等程度肾功不全时,每日1.0～1.2g/kg,重症则为0.6～0.9g/kg为宜,并宜采用主物价高的优质蛋白,如乳、蛋、鱼、瘦肉等。

食物中尽量减少胆固醇摄入,而给予多聚不饱和脂肪酸的脂类。食物中应含有或补充足够的维生素 B、C、D 和叶酸。

近年还常给予必需氨基酸的治疗,如配合低蛋白饮食,则机体可利用体内非蛋白氮合成蛋白质,降低氮质血症,维持正氮平衡。

4.纠正水、电解质失衡及代谢性酸中毒

肾功能减退早期因尿浓缩功能差,多尿,不宜过严限水,入量依口渴感而定。但后期有尿量减少、水肿、高血压者,则每日钠 $0.2\sim1.0mmol/kg$,并适当限制液体入量。对有高血钾者应限制含钾高的食物(如橘子、巧克力、干蘑)及含钾药物的摄入,并可应用离子交换树脂。当血钾 $>5.8mmol/L$ 时应采取进一步措施(见本书急性肾衰竭)。对轻度代谢性酸中毒一般不用碱性药。当二氧化碳结合力 $<15mmol/L$、出现临床症状或伴高钾血症时,应以碳酸氢钠适度校正,可先给 $2\sim4mmol/kg$,视临床效应决定进一步治疗方法;同时还应注意限制食物蛋白及磷的摄入。在应用碱剂治疗中应警惕低钙而发生手足搐搦甚或惊厥。

5.钙磷代谢紊乱及肾性骨病的治疗

应给予足够钙剂,通常口服。有低钙抽搐者静脉注射葡萄糖酸钙。食物中要限磷(最好每日 $<10mg/kg$),可口服磷结合剂如氢氧化铝以减少肠道对磷的吸收,但长期应用有致铝性脑病的危险。故可采用碳酸钙、藻酸钙等。补充足够的维生素 D_2,$10000\sim50000U/d$,或骨化三醇 $0.25\sim0.5\mu g/d$。应定期监测血钙。

6.贫血的治疗

供给充分的造血物质如优质蛋白、铁剂、叶酸等。当贫血严重、血红蛋白 $<60g/L$、血细胞比容 $<20\%$、有脑缺氧症状、出血等情况时,需输以新鲜血。肌注苯丙酸诺龙也可使贫血改善。还可应用重组人类红细胞生成素(简称促红素)。

7.其他

如控制高血压,因此时多属容量依赖型,故需针对水钠潴留情况而应用利尿剂,此外还可应用其他降压药,如钙通道阻滞剂。对部分轻或中度肾功能不全者可口服吸附剂如氧化淀粉,以作为综合治疗措施之一。

8.透析治疗

慢性肾功能衰竭发展至晚期均应行透析以维持生命,并争取行肾移植,以期根本解决问题。

适应证及指征:①慢性肾衰竭有少尿、尿毒症症状明显、严重高血压、心力衰竭、尿毒症心包炎及严重水、电解质、酸碱失衡者。②肾功能不全代偿期,但因某些诱因(如感染、脱水)而肾功能急剧恶化者。③等待肾移植手术者。

目前儿科多采用腹膜透析。有条件者可行血液透析,无条件者可试用结肠透析。

9.肾移植

原则上终末期肾脏病经一般治疗无效均应行肾移植术。为了达到较好的效果应注意:①患儿年龄,以 4 岁后为宜。②术前应改善全身状况。以利于耐受手术及术后的免疫抑制剂治疗。③有尿路梗阻者应先予以纠正。④审查有无禁忌证。⑤做好术前准备工作。

第七章　小儿神经系统疾病

第一节　脑性瘫痪

脑性瘫痪(以下简称脑瘫)指的是出生前到生后1个月以内各种原因所致的非进行性脑损伤,主要表现为中枢性运动障碍,有时可伴有智力低下、癫痫、行为异常或感知觉障碍。

一、临床表现

1.运动系统症状

脑瘫属中枢性运动障碍,临床表现多种多样,但一般都具有以下4种表现:

(1)运动发育落后:脑瘫患儿会抬头、独坐、翻身、爬、站立、行走的年龄均较正常为晚,严重者永远达不到正常水平,有些患儿手的动作也较正常小儿落后,主动运动减少。

(2)肌张力异常:大部分患儿表现为肌张力增高,婴儿肌张力增高可能不太明显,随年龄增长而逐渐显出。

(3)姿势异常:由于肌张力异常及原始反射延缓消失,脑瘫患儿在静止或运动时均表现有各种异常姿势。

(4)反射异常:痉挛型脑瘫患儿均表现为腱反射活跃或亢进,原始反射(Moro反射、握持反射、不对称颈紧张反射等)延缓消失,保护性反射延缓出现。

2.不同类型临床特点

由于脑病变部位不同,临床又分成以下几种类型,各型特点如下:

(1)痉挛型:此型最常见,病变主要波及锥体束系统,肌张力呈折刀式增高。上肢常表现为屈肌张力增高,手呈握拳状,大腿内收肌张力增高,下肢外展困难。直立位时两下肢交叉呈剪刀状,脚尖着地,跟腱挛缩,俯卧位时抬头困难,膝髋关节呈屈曲位,臀部高抬,坐位对两膝关节很难伸直,膝反射亢进,踝阵挛往往阳性,巴氏征阳性。

根据受累肢体部位的不同,又可分为:①四肢瘫:四肢均受累,上下肢严重程度相同;②双瘫:也是四肢受累,但下肢重,上肢轻;③偏瘫:一侧上下肢受累;④截瘫:上肢正常,仅下肢受累,此型很少见;⑤三肢瘫:三个肢体受累,此型极少见到;⑥单瘫:单个上肢或下肢受累,此型也极少见。

(2)手足徐动型:约占脑瘫20%,主要病变在锥体外系统,表现为不自主动作增多,当进行有意识运动时,不自主,不协调及无效的运动增多,紧张时更明显,安静时不自主运动减少,入睡后消失。由于颜面肌肉,舌肌及发音器官肌肉也受累,以致说话时面部异常动作增多,发音口齿不清,音调、速度不协调。

本型脑瘫患儿在1岁以内往往表现为肌张力低下,平时很少活动,仰卧位时下肢呈屈曲、髋外展、踝背屈的姿势。随着年龄增大,肌张力增高,呈齿轮状或铅管状肌张力增高。单纯手足徐动型脑瘫腱反射不亢进。

(3)共济失调型:此型很少见到,主要表现为小脑症状,步态不稳,行走时两足间距离加宽,四肢动作不协调,上肢常有意向震颤,肌张力不增高。

(4)肌张力低下型:肌张力低下,仰卧位时四肢呈外展外旋位,状似一只仰翻的青蛙,俯卧位时头不能抬起,腱反射不减弱,此点是与肌肉病所致肌弛缓的鉴别要点。肌张力低下型常为某些婴儿脑瘫的暂时表现,以后大多转变为痉挛型或手足徐动型。

(5)混合型:两种(或更多)类型同时存在于一个患儿身上称为混合型,经常是痉挛型和手足徐动型同时存在。

3.并发症

脑瘫患儿除运动障碍外常合并有智力低下、癫痫、感知觉障碍或行为异常,但不根据有无并发症作为诊断依据。

二、诊断要点

(1)本病主要症状为运动发育落后及各种运动障碍,这些症状在婴儿期就已出现。如婴儿时期运动发育正常,以后出现的运动障碍不应诊断脑瘫。

(2)脑瘫的病因为非进行性,而各种代谢性疾病或变性疾病所引起的中枢性疾病呈进行性加重,不诊断为脑性瘫痪。

(3)脑瘫为中枢性瘫痪,腱反射不减弱更不会消失。凡病变部位在脊髓前角或脑干运动神经元及其周围神经所致的非中枢性瘫痪均不应诊断为脑性瘫痪。肌肉、骨骼及结缔组织疾病所致的运动障碍也不属脑瘫。

(4)正常小儿暂时性运动发育落后不应诊断为脑瘫。

(5)诊断脑瘫主要靠病史及体格检查。CT、MRI、脑电图检查结果不能作为诊断脑瘫的依据,但对探讨脑瘫的病因可能有所帮助。肌电图检查可作为诊断肌肉疾病的参考依据。

(6)母亲妊娠期、围生期、分娩时及小儿生后1个月内许多异常情况都有可能造成脑瘫,但并非一旦出现这些情况,将来一定发展为脑瘫。

三、治疗

对脑瘫的患儿,一旦明确诊断应尽早干预,促进正常运动发育,抑制异常运动和姿势。注意综合治疗,除针对运动障碍进行治疗外,对合并语言障碍,智力低下,癫痫,行为异常及感知觉障碍也应进行干预。脑瘫的康复是一个长期的过程,短期的住院治疗不能取得良好的效果,许多康复训练内容需在家庭或社区内完成,治疗内容大致包括以下几项:

1.功能训练

包括躯体训练(physical therapy,PT)、技能训练(occupationaltherapy,OT)及其他功能训练。

2.矫形器的应用

有些患儿需用支具或一些辅助器矫正异常姿势及运动。

3.手术治疗

某些痉挛型脑瘫患儿可通过手术矫正畸形,改善肌张力。

4.物理疗法

包括水疗及各种电疗。

5.药物治疗

目前尚无一种治疗脑瘫的特效药物,有时可试用一些缓解肌肉张力增高及改善不自主多动的药物。

6.传统医学方法

可应用针刺、按摩、推拿等疗法改善运动状况。

第二节　新生儿臂丛神经损伤

新生儿臂丛神经损伤多在分娩过程中,臂丛神经根干部受牵拉或压迫所致,引起上肢完全性或部分性瘫痪,多见于难产或巨大儿。

一、临床表现

根据损伤机制及范围,可分为上干型、下干型和全臂丛型三类。

1.上干型

患肢下垂,肩关节内收、内旋,不能外展,耸肩活动消失;肘关节伸直,不能屈曲;前臂旋前,腕关节及手指活动尚好。

2.下干型

肩、肘关节活动尚好。手指屈伸活动消失,拇指不能对掌,手骨间肌及大、小鱼际萎缩。如合并有 Hornner 综合征,即属根性损伤。

3.全臂丛型

整个患肢完全性迟缓性瘫痪,有感觉障碍。有时常可合并锁骨骨折、肱骨骨折。

二、诊断要点

(1)X 线摄片:胸片及肩关节片,排除锁骨干骨折。

(2)肌电图及神经传导速度测定:有助于确定神经损伤的范围,以判断是完全性或部分性。

(3)有条件者,可进一步作体感诱发电位(SEP)、感觉神经动作电位(SNAP)测定。SNAP存在,SEP 消失,提示为根性损伤。

三、治疗

1.保守治疗

适用于 3～8 个月以内的患儿,可采用体位固定、药物治疗、物理治疗和针灸疗法。

(1)体位固定

1)上干型:臂部应置于外展、外旋位。可用绷带缠住腕部,再将其上举过头至颈后,将绷带的两头在健侧肩部一前一后缚于腋下。当健肩活动时,可牵动患肩作外展、外旋活动。

2)下干型:将患肢用颈腕带肘屈位,悬吊于胸前固定即可。

3)全臂丛型:同上干型或下干型。

（2）药物治疗:维生素 B_1 10mg,每日 3 次口服;地巴唑和宝力康口服等。

2.手术治疗

（1）凡经 3 个月保守治疗,肩、肘或腕、指关节功能无任何恢复者;或功能虽有部分恢复,但停滞不前 3 个月以上者,可考虑采取手术治疗。而对根性损害者,争取在 3 个月内尽早手术。

（2）根据神经损伤范围、程度、性质及术者的经验、条件,选择单纯神经松解术、神经瘤切除术、神经吻合或移植术、神经移位术。可供移位的神经有膈神经、副神经和肋间神经。

（3）后期治疗:失去神经恢复机会,年龄在 5 岁左右者,以矫正肌力平衡,消除畸形,恢复部分功能为原则,选择肌移位术、软组织松解术、截骨或关节固定术。

3.随访

对形成的后遗畸形,给予相应处理,最大限度提高上肢与手的功能。

第三节　进行性脊髓性肌萎缩

进行性脊髓性肌萎缩（progresslve spinal muscular atrophy）是一种具有进行性、对称性、以近端为主的松弛性瘫痪和肌肉萎缩为特征的遗传性下运动神经元疾病,预后大多不良。

一、临床表现

1.婴儿型脊髓性肌萎缩（Werdnig-Hoffman 病）

起病早,对称性肌无力。近端肌肉受累严重患儿自主运动减少,肌肉松弛,张力极度低下,肌肉萎缩。随着病程进展可影响肋间肌和延髓支配的肌肉引起呼吸和吞咽困难。

2.少年型脊髓性肌萎缩（juvenile spinal muscular atrophy）

起病常在 2～17 岁,开始为步态异常,下肢近端肌肉无力,病情缓慢进展,逐渐累及下肢远端和上肢,可存活至成人期。

3.中间型脊髓性肌萎缩

起病在生后 3～15 个月,开始为近端肌无力,继而波及上肢,进展缓慢,可存活至青春期。婴儿型、少年型、中间型均为常染色体隐性遗传,致病基因位于 5q12-14。

二、诊断要点

（1）病程在婴儿型、少年型及中间型均呈进行性加重。

（2）肌酸激酶（CK）婴儿型大多正常,少数轻度增高。少年型可有轻度或中度升高。

（3）肌电图呈神经源性损害,运动神经传导速度正常。

（4）肌肉组织病理检查示横纹肌纤维萎缩。

三、治疗

本病目前无特效病因治疗。仅能对症治疗,功能锻炼,防止畸形。本病易合并肺部感染,可采取措施积极预防和控制肺部感染。

第四节　进行性肌营养不良

进行性肌营养不良（progresslve muscular dystrophy）为一组遗传性慢性疾病，主要病理变化是横纹肌变性。假肥大型肌营养不良是由于编码蛋白质 dystrophin 的基因突变所致。临床表现为进行性肌力减退，无感觉障碍。

一、临床表现

临床主要有以下几种类型：

1.假肥大型

（1）有家族史，为 X 连锁遗传，故患者以男孩为主。

（2）幼儿时即起病，学步较晚，行走缓慢、不稳、腰肌、臀肌及下肢进行性无力，呈"鸭步"态，登楼困难。

（3）从平卧、坐位起立困难，需先用手撑地，改为蹲位，再以两手扶膝以支撑躯干，如此两手交替沿大腿上升，直至勉强起立（称（GoWer 征）。

（4）肌肉萎缩，但部分肌肉因脂肪浸润而外表似肥大，按之坚硬，称假性肥大。假性肥大以腓肠肌最为多见，与其他部位萎缩成明显对照，病情进展可发生肌腱挛缩。

（5）可伴有心肌病变。

2.面肩肱型

学龄期起病；常染色体显性遗传；患儿面无表情，即所谓肌病面容；垂肩，不能举手过头。

3.肢带型

常染色体隐性遗传，以骨盆部肌肉或肩胛带肌肉受累开始，儿童或青春期起病。

二、诊断要点

（1）典型的进行性肌力减退病史。

（2）酶测定：早期血清醛缩酶、肌酸激酶、转氨酶等肌酶增高。以假肥大型者较明显，但肌肉极度萎缩时可不增高。

（3）血肌酸略高，尿肌酸增高，肌酐减少。

（4）受累肌肉做活体组织检查，肌纤维粗细不等，横纹消失，有空泡形成。肌纤维见结缔组织增生及脂肪沉积，尤以假肥大型者最为明显。

（5）肌电图检查：显示肌源性损害。

三、治疗

尚无特殊治疗。鼓励积极活动，防止失用性萎缩，不能自主活动者作积极被动活动及按摩。维持必要的营养供给及避免、减少感染发生。

第五节 重症肌无力

重症肌无力是神经肌肉接头处免疫性传导功能障碍的慢性疾病,表现为横纹肌异常地易于疲劳,经休息后或给予抗胆碱酯酶药物后能恢复。小部分患儿可伴胸腺肥大。

一、临床表现

1.儿童重症肌无力

常在学龄期起病,感染、预防接种、情绪激动及疲劳可能为诱发因素,或使病情加剧。少数在幼儿期即发病,常先累及眼外肌,上眼睑下垂,眼球运动障碍,伴有复视,晨轻暮重,休息后好转。病情可缓慢进展以至累及面肌、咀嚼肌、咽肌等,也可累及四肢及躯干、呼吸肌,甚至迅速发生呼吸困难。

2.新生儿重症肌无力

(1)母亲患此症者,其新生儿可有暂时性或一过性重症肌无力,上眼睑下垂、哭声低微、吸吮无力,甚至呼吸困难,持续几小时至数周,症状多于1个月后消失。

(2)先天性重症肌无力者自新生儿起即出现上眼睑下垂、眼球活动障碍等症状,重者累及其他肌肉。

二、诊断要点

1.典型的病史。

2.诊断性试验

用依酚氯铵(腾喜龙)1mg 静注(或 2mg 肌注,12 岁以上者可用 5mg 肌注),即刻可见肌力显著增强,但此药作用时间极短暂,故有时观察不便。婴幼儿多用新斯的明,每岁 0.05mg 肌注,约 30min 左右可见效,作用时间较长。注射后若出现面色苍白、多汗、流涎、瞳孔缩小、腹痛等不良反应时,可肌注阿托品解除。

三、治疗

1.抗胆碱酯酶药

剂量以能控制症状而不产生严重不良反应为度,疗程也随病人而不同。

(1)新斯的明:婴儿每次 1～5mg,口服;儿童每次 5～10mg,每日 2～3 次。

(2)溴吡斯的明:作用较久,不良反应较少。婴幼儿开始每次 10～20mg,儿童开始每次 15～30mg,每日 2～3 次,以后可根据病情需要增减。

2.免疫抑制剂

用抗胆碱酯酶药无效或症状较重者可用 ACTH 或泼尼松治疗,或与抗胆碱酯酶药同用。泼尼松宜从小剂量起始,渐增至能缓解症状时维持治疗,应注意治疗初期时症状进展,必要时也可合用环磷酰胺或硫唑嘌呤,此时激素用量可适当减少。

3.其他药物

麻黄素、氯化钾、钙剂等能增加新斯的明药效,可选择联合应用。

4.手术或放射治疗

胸腺瘤或胸腺增生者可考虑手术或放射治疗。

5.危象处理

依酚氯铵作用快,药效消失也快,故在区别肌无力危象与药物过量的胆碱能危象有困难时也可应用,但应有辅助呼吸准备。如症状加重则为胆碱能危象,需立即注射阿托品。如为肌无力危象,可用新斯的明注射,配合麻黄素、氯化钾应用。

6.禁忌药物

突触受体竞争剂、肌膜抑制及呼吸抑制剂均应避免,如新霉素、卡那霉素、庆大霉素、链霉素、奎宁、奎尼丁、异丙嗪、巴比妥、地西泮等。

第六节　癫痫持续状态

癫痫持续状态(status epilepticus)指的是一次癫痫发作持续30min以上,或连续多次发作,发作间隙意识不恢复者。若不及时治疗,可因器官功能衰竭而死亡,或造成持久性脑损害后遗症,因而癫痫持续状态亦是癫痫的首发症状。

一、临床分型

各型癫痫患者均可出现持续状态。可根据临床表现及脑电图对癫痫持续状态进行分类。首先分为全身性的及部分性的,进而分为惊厥性的及非惊厥性的。癫痫持续状态的国际分类如下。

(一)全身癫痫性持续状态

1.全身惊厥性癫痫持续状态

(1)强直-阵挛性癫痫持续状态(大发作):①全身型癫痫持续状态;②开始为部分性的,继发为全身型的癫痫持续状态。

(2)强直性癫痫持续状态。

(3)阵挛性癫痫持续状态。

(4)肌阵挛性癫痫持续状态。

2.全身非惊厥性癫痫持续状态

(1)典型失神性癫痫持续状态。

(2)非典型失神性癫痫持续状态。

(3)失张力性癫痫持续状态。

(二)部分性癫痫持续状态

1.部分性惊厥性癫痫持续状态

(1)简单部分性癫痫持续状态。

(2)持续性部分性癫痫持续状态。

2.部分非惊厥性癫痫持续状态

部分非惊厥性癫痫持续状态指复杂部分性癫痫持续状态(精神运动癫痫持续状态)。

二、临床表现

(一)强直-阵挛性癫痫持续状态

强直-阵挛性癫痫持续状态又称大发作持续状态。强直-阵挛性发作连续反复出现,间歇期意识不恢复。开始时与一般强直-阵挛发作相似,以后症状加重,发作时间延长,间隔缩短,昏迷加重。出现严重自主神经症状,如发热、心动过速或心律失常、呼吸加快或呼吸不整。血压开始时升高,后期则血压下降,腺体分泌增加,唾液增多,气管、支气管分泌物堵塞,以致上呼吸道梗阻,出现发绀。此外,常有瞳孔散大,对光反射消失,角膜反射消失,并出现病理反射。

这种发作类型可以从开始就表现为全身性强直-阵挛发作,也可能由局限性发作扩展而来。患儿意识障碍程度与强直-阵挛发作所致脑缺氧、脑水肿有关,每次发作又可引起大脑缺氧、充血、水肿,多次反复发作后,则造成严重脑缺氧和脑水肿,而脑缺氧和脑水肿又可产生全身性强直-阵挛发作,形成恶性循环。

发作可持续数小时至数日。发作可以突然停止;或逐渐加长间隔,发作减轻,然后缓解。强直阵挛发作持续状态的病死率约为 20%,死因为呼吸循环衰竭、肺部感染、脑水肿或超高热等。

(二)半侧性癫痫持续状态

半侧性癫痫持续状态表现为半侧肢体抽搐,这一类型癫痫持续状态主要见于小儿。常见于新生儿或小婴儿。虽为半侧发作,但定位意义不大,可由于代谢紊乱(如低血钙、低血镁、低血糖等)或缺氧所引起,有时表现为左右交替性发作。

发作开始时双眼共同偏视,然后一侧眼睑和面肌抽搐,继而同侧上肢和下肢呈阵挛性抽动,发作持续时间长短不等,平均 1h 左右,间歇期数秒至 10min,有时更长些。

在发作间歇期常有神经系统异常体征,惊厥一侧的肢体可有偏瘫和病理反射。偏瘫程度轻重不等,常为暂时性瘫痪,称为"Todd 瘫痪"。若有脑器质性病变时,可出现永久性偏瘫。

如发作由局部开始(如面部或手指),然后扩展至整个半身者,其脑电图常在颞部、中央区或顶枕部有局限性异常。也有发作一开始就出现整个半身的阵挛性抽动;或表现为左右两侧交替发作,又称为"半身性大发作"。其脑电图常表现为弥散性两侧同步性异常。这种发作是小儿癫痫的特殊类型,发作持续时间长,常表现为癫痫持续状态。

(三)局限性运动性癫痫持续状态

发作时抽动常见于面部,如眼睑、口角抽搐;也可见于拇指、其他手指、前臂或下肢。抽动持续数小时、数日、数周或数月。发作时意识不丧失,发作后一般不伴麻痹,又称为"持续性部分性癫痫"。多由于大脑皮层中央的局限性病灶所引起。常是病毒性脑炎、生化代谢异常引起的脑病所致,由肿瘤所引起者较少见。

也有些患儿局限性运动性癫痫泛化,继发成全身性强直阵挛发作持续状态。

(四)失神癫痫持续状态

多见于 10 岁以内原有癫痫的小儿。失神发作频频出现,呈持续性意识障碍,但意识并未完全丧失。发作持续时间长短不一,由数小时、数日甚至数月不等。半数病例在数小时内缓解。

因意识障碍程度不同可分为 4 种类型。

1.轻度意识障碍

思维反应变慢,表达迟钝,不易被发觉,但年长患儿自己可感觉到。

2.嗜睡

约7%患儿表现闭目,眼球上转,精神运动反应少,嗜睡。用力呼唤时,患儿可勉强回答,或用简单手势或单个字回答。不能自己进食,不能控制排尿,勉强行走时表现为步态蹒跚和行走困难。

3.显著意识混浊

患儿不说话或语音单调,少动,定向力丧失。患儿的感觉、思维、记忆、注意、认识、运用等高级神经活动都有障碍,有时误认为中毒性脑病或中枢神经变性病。

4.昏睡

表现为癫痫木僵状态,昏睡,闭目不动,仅对强烈刺激有反应,不能进食,膀胱括约肌失禁。有时可出现上肢不规则肌阵挛。

失神发作持续状态时,意识障碍程度时轻时重,发作可以自然缓解,或需用药后才能停止,有时可以进展为继发性全身性强直阵挛发作。典型的失神发作持续状态在发作时脑电图呈持续性双侧同步性、对称性 3 次/s 棘慢波,短者持续数分钟,长者持续数日。

(五)精神运动性癫痫持续状态

精神运动性癫痫持续状态又称颞叶癫痫持续状态,可表现为长时间持续性的自动症及精神错乱状态。有时与失神癫痫持续状态很相似,需要依靠病史和脑电图特点来鉴别。失神癫痫的脑电图异常放电从开始就表现为双侧发作性放电。而精神运动性癫痫的脑电图先由一侧颞叶开始,然后向对侧扩散,成为继发性双侧放电。

(六)新生儿癫痫持续状态

新生儿期癫痫持续状态较常见,其临床多不典型,常表现为"轻微"抽动、呼吸暂停、肢体强直。发作形式易变,不定型,常常从某一肢体抽动转到另一肢体抽动,很少有典型的强直阵挛发作或整个半身的抽搐发作。

病因多样,如颅内出血、脑缺血缺氧性脑病、脑膜炎、代谢紊乱(低血钙、低血镁、低糖等)。

新生儿癫痫持续状态预后较差,死亡及后遗症均较高。

三、鉴别诊断

不同年龄患儿中引起癫痫持续状态的原发病不同,持续状态的发作类型也与年龄有关。故癫痫持续状态的病因诊断,应首先考虑年龄因素。

癫痫持续状态如伴高热多为急性感染所致,此时首先应慎重排除颅内感染。典型病例诊断多无困难,但 6 个月以下婴儿,可无脑膜刺激征,应及时行脑脊液检查明确诊断。18 个月以下的患儿,高热惊厥呈持续状态,或惊厥前发热已持续 2～3 天者,须认真排除颅内感染的可能。对无热性惊厥持续状态的患儿,则应详细询问患儿出生史、智力、体格发育状况、既往有无类似发作、有无误服毒物及药物史、有无脑外伤、突然停用抗癫痫药物史等。

了解发作为全身性或局限性,痉挛性或强直性,有无意识丧失等,有助于明确癫痫持续状态的发作类型。

如患儿发作前后均无神经系统阳性体征,则考虑原发性癫痫持续状态或因代谢异常所致。

伴有其他特殊体征时,常可作为鉴别诊断的重要线索,如特殊面容、头颅、皮肤、骨关节、眼及眼底异常、多发性畸形等,常提示先天性或遗传代谢性疾病。对癫痫持续状态患儿应注意检查生命体征及瞳孔改变,以便及时给予紧急处理。

四、实验室及辅助检查

根据病情进行必要的化验及辅助检查以协助诊断。

1.血液检查

包括血常规,血中钙、磷、钠、氯含量,血糖,二氧化碳结合力、血气分析以及肝、肾功能,凝血酶原时间、血培养、抗癫痫药物血浓度测定等。

2.尿便检查

应进行尿、便常规,尿糖、酮体、三氯化铁、尿胆红素、尿胆原及尿氨基酸筛查等。

3.脑脊液检查

一般包括脑脊液常规、生化检查及细菌培养等。如有颅压增高征象时,应在紧急降颅压后再行腰穿,以防形成脑疝。如疑有颅内肿物则切忌腰穿。

4.头颅X线检查

如证实存在颅骨骨折,常有助于对外伤性癫痫的诊断。脑回压迹增多与加深是慢性颅压增高的表现;由于正常变异范围较大,故需结合临床表现全面分析。X线检查对局限性颅骨缺损亦有诊断价值。脑肿瘤及宫内感染等患儿头颅X线所示病理性钙化影.远不如CT扫描的阳性率高。

5.硬膜下穿刺

前囟未闭的小儿,当疑有硬膜下积液、积脓或血肿时,经颅骨透光检查证实后,可进行硬膜下穿刺明确诊断。

6.脑电图检查

常规脑电图检查有助于对癫痫的诊断。癫痫异常波形如棘波、尖波、棘慢波、高幅阵发慢波等的出现,可排除非癫痫性发作疾病,并可根据波形区分发作类型,以选择相应抗癫痫药物进行治疗,还可结合临床判断预后,有助于对颅内肿瘤、脓肿、瘢痕形成等颅内病灶的定位,但对定性诊断无意义。如经多次脑电图检查,并附加各种诱发试验,80%～90%患儿的脑电图常有异常表现。由于记录时间长,易发现异常放电,可提高癫痫的诊断率。对非惊厥性癫痫持续状态(如失神癫痫持续状态)及复杂部分性癫痫持续状态(精神运动癫痫持续状态),应用脑电图连续观察,十分重要,常有助于诊断与治疗。脑电图正常并不能排除脑病变的可能,脑电图异常程度与病情严重性也不完全一致。

7.脑超声波检查

脑超声波检查是诊断婴幼儿脑部病变安全、简便、易行的诊断技术。可用于诊断脑室扩大、脑内出血、脑肿瘤等脑实质性病变。适用于天幕上占位病变的诊断,可根据中线波移位的情况,判断病变所在部位。

8.CT扫描

对幕上肿瘤、脑室系统扩张、脑萎缩及脑结构改变诊断率最高;对颅内出血、脑脓肿、颅内钙化等也有诊断价值。

9.磁共振成像(MRI)

由于磁共振成像能获得解剖及组织化学的独特诊断信息,并具有安全性,近年来,在临床应用上已取得迅速进展。其优点在于不需经静脉或鞘内注射造影剂,且不通过离子性辐射即能辨别中枢神经系统的对比差别,特别是磁共振成像能显示颅后窝肿瘤及其血管性质。由于对软组织的对比度和血流的差异很敏感,常应用于CT难以辨别的脑水肿和血块的诊断;尚能显示婴儿发育过程中脑部髓鞘的形成。总之,MRI对小儿中枢神经系统病变很敏感,能早期检出微小病变,为非侵入性检查手段,无辐射危害。凡患儿以惊厥为主要症状,临床疑有颅内病变,CT检查正常者,以及为了证实脑发育异常、脱髓鞘脑病、脑血管病等为癫痫持续状态的病因时,均可进行MRI检查。

10.其他

包括染色体核型分析、智商测定及遗传代谢病特殊酶活性的测定等。

五、治疗

(一)治疗原则

(1)尽快控制癫痫发作,选择作用快、疗效好的抗癫痫药物,并采用静脉途径足量给药。

(2)维持脑及呼吸循环功能,保证氧的充分供应,避免发生缺氧缺血性脑损伤。

(3)预防及控制并发症。应特别注意避免过高热、低血糖、酸中毒、水和电解质代谢紊乱及脑水肿。并应维持药物的有效血浓度。

(4)发作停止后,应立即开始长期抗癫痫药物治疗,防止惊厥反复。

(5)尽快明确病因,及时进行病因治疗。

(二)一般治疗

确保患儿呼吸道通畅,及时清除鼻咽腔的分泌物。患儿头部应转向一侧,以防误吸与窒息。常规给氧,并注意退热,积极控制感染,纠正水和电解质代谢紊乱等。保持安静,禁止一切不必要刺激。

(三)抗惊厥药物

1.地西泮

地西泮是治疗各型癫痫持续状态的首选药物。地西泮的优点是作用快,静脉注射后 1~3min 即可生效,有时在注射后数秒钟就能停止惊厥。地西泮静脉注射剂量为每次 0.25~0.5mg/kg,10 岁以内小儿一次用量也可按每岁 1mg 计算。幼儿一次不得超得 5mg,婴儿不超过 2mg。地西泮原药液可不经稀释,直接缓慢静脉注射,速度 1mg/min。因药量较小,不易保证缓慢注射,也可将原药液稀释后注射,用任何溶液(注射用水、0.9%盐水、5%葡萄糖液等)稀释均产生混浊,但不影响使用。注射过程中如惊厥已控制,剩余药液不必继续注入。如惊厥控制后再次发作,在第一次注射地西泮后20min可重复应用一次,在24h内可用2~4次。

应用地西泮时应密切观察呼吸、心率、血压。曾用过苯巴比妥或水合氯醛等药物时,更要注意呼吸抑制的发生。

地西泮水溶性较差,静脉注射时可能有沉淀,甚至发生血栓性静脉炎,所以在注入药后用少量 0.9%盐水冲洗静脉。

地西泮静脉注射后数分钟即达血浆有效浓度,但在 30~60min 内,血浆浓度即降低 50%,

故应及时给予长效抗惊厥药。由于地西泮肌内注射吸收比口服还慢,所以在癫痫持续状态时,不宜采用肌内注射。

2.劳拉西泮

本药作用快,静脉给药数秒钟即达脑内,对各种类型持续状态均有效,很少有呼吸抑制。作用可持续 24 ~48h,偶尔有呕吐、幻觉等不良反应。每次 0.05~0.1mg/kg,最大一次量不超过 4mg,静脉注射 15min 后若仍有发作可再用一次。

3.咪达唑仑(咪唑安定)

为水溶性安定类药物。不良反应少,作用迅速,静脉注射每次 0.05~0.2mg/kg,肌内注射每次 0.2mg/kg。

4.苯妥英钠

本药脂溶性较强,静脉给药后 15min 即可在脑内达高峰浓度。由于苯妥英钠 70%~95% 与蛋白结合,只有 10% 具有抗惊厥作用,所以需用较大剂量。一次苯妥英钠负荷量为 15~20mg/kg,溶于 0.9%盐水中静脉滴注,注入速度 1mg/(kg·min),不超过 50mg/min,12h 后给维持量,按每日 5mg/kg 计算。每 24h 给维持量 1 次。

应用苯妥英钠负荷量时,需注意注射速度不宜过快,注射太快可使血压下降、呼吸减慢、心率变慢,甚至心跳停止,注射时最好有心电监护。苯妥英钠与葡萄糖液相混时,可能形成沉淀,故应使用 0.9%盐水稀释药物。

5.氯硝西泮

本药是较好的广谱治疗癫痫持续状态药物,一般用量 1 次 1~4mg,不超过 10mg,静脉或肌内注射,注射后可使脑电图的癫痫放电立即停止。对于非惊厥性癫痫持续状态也有较好的效果。本药在应用后可有肌弛缓或嗜睡等不良反应,要注意呼吸和循环的改变。

6.苯巴比妥

用其钠盐每次 5~10mg/kg,肌内注射。但本药作用较慢,注入后 20~60min 才能在脑内达到药物浓度的高峰,所以不能立即使发作停止,但在地西泮等药控制发作以后,可作为长效药物使用,具有较好的效果,负荷量按 15~20mg/kg 计算,分 2 次肌内注射,2 次中间间隔 2~4h,24h 给维持量,每日 3~5mg/kg。注射苯巴比妥时,要密切注意呼吸抑制的发生,应准备好气管插管和人工呼吸机。

7.副醛

抗惊厥作用较强,疗效较好且安全,发生呼吸抑制者较少。但本药由呼吸道排出,婴儿及肺炎者慎用,每次 0.2ml/kg 肌内注射,也可肛门给药,每次 0.3~0.4ml/kg,最大量 8ml,用花生油稀释后灌肠。最好在肠内保留 20~30min,必要时 1h 后可重复一次。本药与塑料管可发生反应并产生毒性物质,所以不宜用塑料管或一次性注射器注射。

8.硫喷妥钠

属于快速作用的巴比妥类药物,在其他药物无效时可试用,可肌内注射或静脉缓慢注射。由于此药有引起中枢性麻痹的不良反应,所以要慎用。用时要先准备好气管插管及人工呼吸机。将硫喷妥钠 0.25g 用 10ml 注射用水稀释,按 0.5mg/(kg·min)的速度缓慢静脉注射,惊厥停止后不再继续推入药液。最大剂量每次 5mg/kg。

（四）维持生命功能，预防并发症

对于癫痫持续状态的小儿要采取严密的监护措施，要保持呼吸道通畅，维持正常呼吸、循环、血压、体温，并避免发生缺氧缺血性脑损伤。由于患儿多处于昏迷状态，故应静脉输液以维持水电解质平衡，供给足够的热量。开始时输液量限制在每天 1000～1200mmol/L 体表面积。监测出入量，发热时，要进行物理降温、擦浴，或用亚冬眠疗法。还要注意避免低血糖所引起的不良后果。可静脉注入葡萄糖，使血糖维持在 8.4mmol/L 左右。在癫痫持续状态时常发生脑水肿继发性颅内压增高，可应用地塞米松抗炎及甘露醇脱水等药。

（五）寻找病因，进行病因治疗

原来已有癫痫的患儿，发生癫痫持续状态最常见的原因是突然停用抗癫痫药物，也可能由于感染、中毒、严重应激反应、睡眠不足等诱因引起，应找出原因给予对症治疗。对于原来没有癫痫病史的患儿，应根据病史、体检及实验室检查寻找原因。也有部分癫痫患儿，第一次发作的形式就是癫痫持续状态。

（六）长期应用抗惊厥药

对于所有癫痫持续状态的患儿，不论原来是否有癫痫史，在 本次发作控制以后，都应使用抗癫痫药，在原发病（如感染、高 热）尚未完全控制之前，用量宜稍大，数日后改用维持量，以避免在近期内癫痫复发。

第七节　狭颅症与小头畸形

狭颅症（craniostenosis）是 1851 年由 Virchow 首次发现并命名的。这一名称涉及一组疾病，特点为一条或多条骨缝过早闭合。根据不同骨缝的闭合而有不同的命名。其发生率为1∶1 900，男性较多，占 63%。

原发性狭颅症出生时即有，为一条或多条骨缝过早融合，根据不同的骨缝闭合，产生不同形状的头颅畸形，并可阻碍脑的生长。继发性狭颅症为脑发育不良或脑萎缩，导致颅骨无法生长，多条骨缝闭合，其头颅外形与正常儿一样匀称，但形状狭小，当低于正常同龄儿平均头围 2～3 个百分点时，称其为小头畸形。

一、病因

很多因素可引起狭颅症：遗传、染色体异常，母亲怀孕时受药物及射线影响，怀孕期间母亲代谢及内分泌紊乱如低血糖、甲状腺功能低下、垂体功能低下等。有报道怀孕期母亲摄入丙戊酸钠可引起胎儿额缝早闭，形成三角头畸形。另外，胎儿或新生儿期间中枢感染、颅内出血、颅脑损伤、缺血缺氧性脑病以及严重营养不良还可以引起脑发育不良，导致小头畸形。

二、病理

正常头颅骨的生长，是由于脑组织的生长，将颅骨缝撑开，使头颅骨扩大。婴幼儿期，脑组织处于快速生长期，颅脑不断地生长扩大，使得骨缝不断地被撑开、再愈合，头颅骨因而逐渐扩大。若当一条骨缝先天性闭合时，而其余骨缝随脑组织生长不断扩大，此条骨缝未能生长，导致头颅骨不均匀扩大，从而产生头颅畸形。不同部位颅缝闭合产生不同形状的畸形。小头畸形是由于颅脑发育缓慢,不能够在短期内对整个颅缝造成足够地撑开力,使颅骨缝逐渐趋于失用性闭合。

三、临床表现

原发性狭颅症可以伴有颅内压升高,少数情况下甚至对智力造成一定影响。继发性狭颅症,即小头畸形,由于大脑发育落后所致,常常伴有智力低下。

1.矢状缝早闭

称舟状头畸形,头颅外形长而窄,呈"船形"。前囟通常已闭合,双顶径狭窄伴前额突出,枕部后突,沿着矢状缝可触及骨嵴。舟状头畸形是严重的颅面骨畸形。男性占 80%。沿矢状缝常可触及骨嵴,这是狭颅症最常见的畸形,约占 50%。

2.双侧冠状缝早闭(bilateral coronal synostosis)

称短头畸形,颅骨前后径短,并向两侧过度生长,呈短、宽、高头形。冠状缝闭合常伴有常染色体显性疾病 Apert 综合征和 Crouzon 综合征。女性略占多数。

3.额缝早闭

又称三角头畸形,"子弹头样"前额。前额尖、有角、狭窄,前额中线有明显骨嵴。眼眶向前成角,导致两眼间距缩短,眼眶侧面后移。

4.单侧冠状缝早闭(unilateral cororial synostosis)

为前额斜头畸形,病变侧前额扁平,对侧正常冠状缝处前额外突。鼻子向对侧偏移。同侧耳朵向前、向下移位。受影响的眼眶变小。

5.人字缝早闭

呈后枕斜头畸形,病变处枕骨扁平伴同侧额骨突出。

6.矢状缝和冠状缝早闭(sagital and coronal synostosis)

又称尖头畸形,呈"尖塔样头"。颅骨向顶端扩张生长,形成长长的、窄窄的呈尖顶或圆锥状外观。

7.小头畸形

头形外观匀称,但头围狭小,比正常头围低 2～3 个百分点。由于颅脑生长异常缓慢,导致颅骨无法正常生长,所有骨缝趋于闭合,甚至完全闭合。

四、诊断

原发性狭颅症的筛查可在新生儿早期作为新生儿体检的一部分,通过触摸骨缝和囟门来诊断。典型的狭颅症,除了有上述描述的各种畸形头颅外,在闭合的骨缝处可触及隆起的长条形骨嵴。头颅三维 CT 扫描,可以明确显示闭合的颅缝。小头畸形头颅狭小,骨缝闭合处平坦,无骨嵴隆起,有时局部骨缝可有重叠。小头畸形需做智力测定,评估智商。MRI 检查能够了解有否脑发育异常,如灰质、白质病变,脱髓鞘病变等。

五、治疗

狭颅症的早期诊断和及时处理能够预防颅脑生长的紊乱、颅内压的升高以及严重的颅面骨畸形。这类患儿平均智商是 75 分(45～100 分)。6 个月前行手术纠治的狭颅症患儿,IQ 分数可以显著增高。

1.矢状缝早闭

出生3个月内的患儿可行简单的矢状缝切开术。6个月以上者可行各种相关的颅骨整形手术。

2.双侧冠状缝早闭

需早期治疗。将骨缝切开,眶上缘前移。额骨瓣重新塑形,并下降、后移。通常前额和脸面可以正常生长。6个月以后才手术的孩子在3~4岁时常需再次颅面整形术,以纠正因前颅窝未充分发育而引起的中颅面发育不全及外突畸形。

3.额缝早闭

额骨拆下,额缝再造后和眶上缘一起重新排列。许多额缝早闭可不引起头颅畸形,则不需要手术治疗。

4.单侧冠状缝早闭

前额颅骨切开术纠正单侧的额、眶畸形。

5.人字缝早闭

有多种手术方法如双侧枕骨切开、骨边缘翻转整形、枕骨条状切开整形。

6.矢状缝和冠状缝早闭

需要手术干预以利于颅脑生长防止颅内高压。不同部位的骨缝闭合采取相应的手术方法。

7.小头畸形

对于智力落后的患儿,目前尚无有效的治疗方法使其智力恢复正常。颅骨整形手术对颅脑发育没有帮助;神经营养药物治疗是否有效,值得探讨;康复治疗对智力的改善有一定帮助。

第八节　脑积水

脑积水系指脑室系统内脑脊液积聚过多并引起脑室内压力增高。脑积水是一个临床总称,需具备三个要素:①脑脊液量增多;②脑室系统扩张;③脑室内压增高。Dandy提出了交通性脑积水和非交通性脑积水的概念,这两种脑积水发生的部位不同,但本质上都是梗阻性的,交通性脑积水指梗阻发生在脑室系统外,而非交通性脑积水梗阻发生在脑室系统内。

一、病因

在正常情况下,脑脊液的产生量与吸收量保持平衡。在下列三种情况下可造成脑脊液的产生和吸收不平衡引起脑积水:①脑脊液产生过多:除脑室系统内脉络丛乳头状瘤以外,脉络丛的弥漫性绒毛状增生是引起脑脊液产生过多的极为少见的原因。②脑脊液吸收障碍:颅内出血或中枢神经系统感染的患儿,出现颅底蛛网膜下隙粘连,导致蛛网膜颗粒对脑脊液吸收的减少,绝大多数脑积水是脑脊液吸收障碍所致。③脑脊液循环通道梗阻:为先天性或后天性因素所致,脑脊液循环通道梗阻有脑室内梗阻(非交通性脑积水)和脑室外梗阻(交通性脑积水)两种类型。

二、分型

根据病因,婴儿脑积水分为以下类型。

1.先天性脑积水

主要由各种畸形引起:

(1)中脑导水管阻塞:由导水管狭窄或隔膜形成、导水管分叉、神经胶质增生所致,引起侧脑室和第三脑室扩张。

(2)第四脑室正中孔或两个侧孔闭锁,引起全脑室系统扩张,特别是第四脑室。侧脑室室间孔闭锁,一侧室间孔闭锁引起单侧脑室积水,双侧室间孔闭锁则引起双侧脑室扩张。

(3)小脑扁桃体下疝(Chiari 畸形)和 Dandy-Walker 畸形:Chiari 畸形第 V 型,由于第四脑室出口位置异常导致脑积水。Dandy-Walker 畸形伴有脑积水的患儿出生时不存在脑积水,婴儿时也不明显,延迟出现脑积水原因尚不明确。

(4)其他先天性畸形伴发脑积水:脊髓脊膜膨出可伴发脑积水,出生时脑室可不扩大,但在手术修补后继发出现脑室扩大,可能与膨出的组织切除后使脑脊液吸收不全或脑脊髓膜炎致蛛网膜下隙梗阻等有关。

2.后天性脑积水

主要病因如下:

(1)颅内出血:最常见于未成熟儿,足月儿颅内出血多因产伤或维生素 K 缺乏导致脑室内蛛网膜下隙出血造成导水管阻塞、狭窄或蛛网膜下隙粘连而发生脑积水。

(2)颅内感染:细菌性、真菌性、病毒性、结核性感染引起的脑膜炎,都可造成炎性粘连和纤维化而发生脑积水。

(3)颅内肿瘤:约 20% 儿童脑积水是占位病变所致,引起继发性脑积水最常见的病变是后颅窝肿瘤及第三脑室区肿瘤。此外罕见的 Galan 大脑大静脉瘤压迫中脑导水管亦可引起脑积水。

三、临床表现

由于婴儿颅骨骨缝未闭合,脑积水时头颅亦增大,因此,颅内压力增高的症状不十分明显。重度脑积水患儿的容貌极为典型,头颅巨大,与躯干比例不相称,测量头围与正常同龄婴儿的正常值相比较,即可得出头围增大的确切值。间隔一段时间,重复测量头围,更容易看出头部增大速度的不正常,额部突出、颅盖的头皮紧张发亮、头皮静脉扩张、前囟宽而饱满,将患儿竖起时,前囟不下凹,亦不见搏动。脑积水进一步发展,头部扪诊时能扪及颅骨缝裂开,头部叩诊时可闻及"破壶声"。脑积水压迫中脑顶盖部或由于脑干的轴性移位,产生眼肌麻痹综合征,即婴儿的眼球上视不能,眼球复转向下方,上部巩膜外露,即所谓的"日落征"。有时亦可向不同方向斜视或自发性眼球震颤。眼底检查往往存在视神经盘水肿及萎缩。虽然婴儿期未闭颅缝具有缓冲颅内压力的作用,但仍有限度。脑积水早期患儿常抓头、摇头、哭叫等,表示头部不适和疼痛,小儿运动功能和智力发育均无减退,晚期可出现锥体束征、痉挛性瘫痪等。

四、诊断

婴儿有典型症状体征,不难做出脑积水的临床诊断。对头围较大或有颅内压增高症状者,疑为脑积水的患儿需做系统检查。病史中需注意有无头颅外伤史,有无颅内感染性疾病史。

1.头颅 B 超检查

是一种无创、安全的诊断方法。通过未闭的前囟,了解两侧脑室、第三脑室的大小,后颅窝的情况。超声检查可以确定脑室扩大程度,但 B 超超声图像对脑部结构性病损尚不能获得满意的检测结果。

2.CT 检查

为最常用的检查方法,可显示脑室扩大程度和脑皮质的厚度,以及有无其他颅内病变,并可用作追踪脑积水有无进展及其治疗效果评价。交通性脑积水时,脑室系统和枕大池均扩大。非交通性脑积水阻塞在导水管以上仅侧脑室和第三脑室扩大,而第四脑室正常;如阻塞在第四脑室出口,显示全脑室系统扩大,第四脑室扩大明显。导水管阻塞引起的脑积水,CT 检查后应再行 MRI 检查,以明确是单纯性良性导水管狭窄所致还是 CT 不能发现的其他病变所引起。

3.MRI 检查

MRI 采用轴位、冠状位和矢状位扫描,较 CT 能提供形态学结构方面更详细的病损变化,能准确地显示脑室、导水管和蛛网膜下隙各部位的形态、大小和是否存在狭窄。MRI 可以更好地检测小的病变及脑室的解剖,但可能遗漏小的钙化。

五、鉴别诊断

主要与脑萎缩鉴别:脑萎缩所引起的脑室系统扩大与脑脊液循环障碍所致脑室扩大,影像学检查显示形态学上有差异性,支持脑积水的表现包括侧脑室颞角扩大,第三脑室不成比例地扩大,脑室角变窄,前角半径增宽,皮质沟消失,脑室周围间质水肿。临床上头围增大伴影像学检查脑室系统扩大提示脑积水,头围缩小提示脑萎缩。

六、治疗

脑积水的治疗应首选解除脑脊液循环通路梗阻,故手术治疗是唯一的选择。药物治疗包括使用多种利尿剂和渗透性药物如甘露醇等,只能暂时缓解症状。手术治疗主要方式为脑室分流和脑室镜下第三脑室造口术。脑室分流通过改变脑脊液的循环途径,将脑脊液分流到人体的体腔被吸收。手术需植入特制的分流管,有低、中、高压三种类型,在手术时经脑室测压后选择使用,近年,可调压脑脊液分流管已在临床应用。

1.侧脑室-腹腔分流术

适用于各种类型脑积水,是目前应用最广的术式。脑室引流管最好放置在额角,经颈部、胸壁皮下达腹部在剑突下正中做腹壁小切口,将导管引入腹腔。

2.脑室-心耳分流术

该术式将脑脊液引流到心脏进入循环系统。在额角将脑室管插入侧脑室后,再做颈部切口,分离颈内静脉将远端导管插入右心耳。该术式弊端是较侧脑室—腹腔分流多,临床上小儿应用较少。

3.脑室镜下第三脑室造口

适用于非感染性、非出血性梗阻性脑积水,该术式是替代植入性分流的首选治疗方法。切口选择中线外侧 2.5～3cm,脑室镜导入侧脑室,识别 Monro 孔,脑室镜穿过此孔时看到乳头体,选择在乳头体和基底动脉的前方,漏斗隐窝和视交叉后方为穿通点,然后插入 Fogarty 气囊行裂隙内扩张。该术式的禁忌证包括:①第三脑室小,宽度不到 3mm;②丘脑中间块巨大或第三脑室底小;③裂隙样侧脑室。

第九节　脑脓肿

化脓性病原微生物侵入脑组织内形成的脓肿称为脑脓肿(brain abscess)。主要病原体有各类细菌、真菌、寄生虫,后两者引起脑脓肿少见。

一、病因

脑脓肿可由各种各样的原因引起,根据感染来源可分为:①直接来自邻近感染灶:以慢性化脓性中耳炎或乳突炎最常见,称为耳源性脑脓肿,约占脑脓肿的 48%,2/3 发生在颞叶,1/3 在小脑半球。慢性化脓性中耳炎通过颞骨的鼓室盖或岩部直接扩散至颅内,乳突感染可直接播散至颅内。由鼻窦炎引起的称为鼻源性脑脓肿,可因额窦、筛窦、蝶窦或上颌窦的炎症蔓延至颅内所致。②血源性脑脓肿:约占脑脓肿的 30%,多因远处感染的微生物经血行播散到脑内形成。原发病灶为胸部化脓性疾病(脓胸、肺脓肿、支气管扩张等)引起的称为胸源性脑脓肿。由细菌性心内膜炎、先天性心脏病,特别是青紫型先心引起的称为心源性脑脓肿。青紫型先心存在右向左的分流造成长期低氧血症,血黏度升高,易造成腔隙性脑梗死,为细菌生长繁殖提供了良好环境。其他如皮肤疖痛、骨髓炎、牙周脓肿、膈下脓肿等均可血行播散到脑内。③损伤性脑脓肿:约占 9%,由开放性颅脑损伤所引起,尤其易发生在硬脑膜有破损的开放伤。污染的碎骨片、异物进入颅内可将细菌带入。脑脓肿可发生在外伤后数周或数年后。④隐源性脑脓肿:此类脑脓肿原发感染灶不明显或隐蔽,未能发现。多为血源性,其病原体大都毒力低或机体抵抗力强,急性化脓性炎症期表现不明显。脑脓肿常见的致病菌有链球菌、金黄色葡萄球菌、变形杆菌、大肠埃希菌、肺炎球菌、铜绿假单胞菌等。也可以为混合性感染,同时需注意厌氧菌性脑脓肿,在做脓液培养时同时做厌氧菌培养。

二、病理

特点是脓腔大、壁薄,周围脑组织水肿明显。婴幼儿的脑脓肿常位于脑室周围的白质中,靠近脑室,加上脓肿壁薄弱,容易向脑室内破裂。儿童脑脓肿病理组织学特点上与成人的没有明显差别,一般将脓肿形成分为三个阶段:

1.急性脑炎期

感染的局部出现白细胞浸润、水肿、渗出,血管外壁周围局限性炎性反应,血管栓塞出现软化坏死灶,中央有液化表现。

2.化脓期

局限性液化区扩大,相互沟通形成大的液化腔,其中出现脓细胞。病灶周围或纤维细胞和神经胶质细胞增生,形成一个界限不清楚的一薄层炎症性肉芽组织,邻近脑组织水肿明显。

3.包膜形成期

脓腔周围的成纤维细胞和神经胶质细胞形成的肉芽组织纤维化逐步形成脑脓肿包膜。但包膜形成的快慢不一,其取决于炎症的性质、机体的反应程度。一般感染后至少2周时间形成包膜。脑脓肿可单发或多发,单房或多房。脓肿大多发生于幕上,小脑脓肿占2%~14%;脑干脓肿更少见,为1%~3%。

三、临床表现

1.颅内感染的症状

早期症状如发热、头痛、呕吐、乏力、嗜睡困倦及不同程度的意识障碍。高热时可出现抽搐、颈部抵抗,直腿抬高试验及脑膜刺激征阳性。腰椎穿刺可见压力正常或升高,血细胞数升高。

2.颅内占位性病变的症状

由炎性化脓到形成脑脓肿,出现颅内压增高的一系列症状。患儿有头痛、呕吐和视盘水肿,如未及时诊断治疗,可因脑疝而死亡。婴幼儿表现为前囟饱满、头颅增大、频繁呕吐、意识障碍等。

3.脑局灶定位症状

脑脓肿所在不同部位导致局灶定位症状,额叶脑脓肿时表现昏睡,颞顶叶出现失语、偏瘫,小脑出现步态不稳、运动失调、眼球震颤等。

四、诊断

1.一般检查

病史中注意有无身体其他部位的感染灶及全身感染病史,有无发热、抽搐等症状。对于先前有中耳炎、鼻窦炎、先天性心脏病及开放性头颅外伤,后而出现颅内压增离者,均要考虑存在颅内感染的可能。此外体格检查时注意头颅中线部位有无皮肤窦道,皮肤窦道合并颅内皮样囊肿继发感染时亦可引起脑脓肿。

2.实验室检查

外周末梢血液中白细胞数增高、血沉增快,腰穿脑脊液化验示白细胞数增多。

3.头颅CT扫描

脑炎早期CT平扫显示病灶呈边界模糊的低密度区,增强扫描有时可有斑片状强化。脑炎后期病灶仍为低密度,周围有水肿,增强扫描可见病灶中心有强化。脓肿期CT平扫时病灶呈低密度可见密度稍高的环,增强扫描时该环明显强化,环中央的低密度区为脓液,无强化表现。脓肿可单房或多房,脓肿周围常有明显水肿伴占位效应。

4.头颅MRI检查

在脓肿期占位病灶在T1加权像上为高信号,T2加权像上呈长T2高信号,周围有低信号壁围绕伴大范围脑水肿,增强扫描病灶呈环形强化,中央及周围水肿无强化。

五、治疗

由于诊断技术和抗感染药物的改进和提高,脑脓肿的死亡率已有明显的降低。儿童脑脓肿在不同的炎症阶段,不同的年龄,有不同的针对性治疗措施。

1.非手术治疗

适用于颅内感染早期或经血液循环扩散的多发的小型脑脓肿。抗生素的选择基于对脑脓肿最常见致病菌的了解。鼻源性脓肿大多由链球菌所引起,可能存在β-内酰胺酶类病菌,选择甲硝唑和氯霉素。耳源性脓肿常由需氧和厌氧菌混合感染引起,选择多种抗生素联合治疗,如青霉素、甲硝唑、三代头孢。血源性脓肿有很多致病菌,使用覆盖革兰氏阴性需氧菌和厌氧菌的广谱抗生素,外伤后脓肿大多由金黄色葡萄球菌引起,选择万古霉素,抗生素的使用一般要持续4～6周。

2.手术治疗

(1)穿刺抽脓术:适用于单发单房较大的脑脓肿。额顶颞叶脑脓肿,如婴儿囟门尚未闭合,可经前囟侧角对准脓腔穿刺抽脓。年龄较大的儿童,在CT定位下穿刺。在麻醉后,颅骨钻孔,插入脑针穿刺抽脓,抽吸的脓液做涂片检查、细菌培养和药物敏感试验。同时冲洗脓腔至无明显脓液,根据脓液性质,判断细菌种类,用适量抗生素冲洗液,冲洗后抽出多余液体,拔出脑针,缝合切口。

(2)置管持续引流:麻醉后,颅骨钻孔,用硅胶管穿刺到脓腔的中心,并将管固定在头皮上。抽取脓液做细菌培养、厌氧菌培养及药敏试验,同时冲洗脓腔,以后每日经导管冲洗或注入抗生素。复查CT,脓肿缩小,脓腔闭合,方可拔除引流管。

(3)脓肿切除术:适用于多房脑脓肿或经穿刺、置管不能治愈的脑脓肿,外伤性脑脓肿含有异物或碎骨片者。

第八章　小儿内分泌系统疾病

第一节　生长激素缺乏症

各种原因造成的儿童矮身材是指身高低于同种族、同性别、同年龄正常儿童生长曲线第三百分位数以下,或低于其身高均数减两个标准差(-2SDS)者。其中部分患儿是因下丘脑或垂体前叶功能减低、分泌生长激素不足所致身材矮小,称为生长激素缺乏症。

一、临床表现

(1)出生时身长和体重正常。少数患儿曾有臀位产、产钳助产致生后窒息等病史。

(2)一般在一岁后开始出现生长减慢,生长速度常<4cm/年。随着年龄增长,身高落后日益明显。

(3)一般智力正常。

(4)面容幼稚,呈娃娃脸,腹部皮下脂肪相对丰满。

(5)男孩多数有青春期发育延迟或小阴茎,小睾丸。

(6)牙齿萌出及换牙延迟。

(7)当患儿同时伴有其他垂体激素缺乏时,临床出现相应激素分泌不足的症状和体征。

二、诊断要点

1.仔细采集病史

包括:出生时身长,体重,出生时状况,出生后生长发育,运动和智力发育情况;母亲妊娠及生产史,孕期健康状况;父母及家族其他成员的身高等。

2.认真全面体检

排除其他导致生长障碍的疾病。

3.具有以上临床特点

4.实验室检查

(1)生长激素(GH)刺激试验:由于 GH 的释放呈脉冲性,其正常基值仅为 $0\sim3\mu g/L$,故不能依靠此值做出诊断,必须进行两种药物刺激试验(表 8-1),根据 GH 峰值判断:分泌峰值<$5\mu g/L$确诊为完全性生长激素缺乏症;分泌峰值 $5\sim10\mu g/L$ 则为部分缺乏。

(2)血清胰岛素样生长因子-1(IGF-1)及胰岛素样生长因子结合蛋白-3(IG-FBP-3)浓度常降低。

(3)血清甲状腺激素(T_4、T_3)及促甲状腺素(TSH);肾上腺及性腺激素的测定,用以判断有无全垂体功能减退。

(4)骨龄常落后于实际年龄 2 岁以上。

(5)染色体检查,排除 Turner 综合征。

表 8-1 生长激素分泌功能试验

刺激试验	药物剂量及方法	采血测 GH 时间	备注
运动试验	禁食 4 小时后,剧烈运动 15～20 分钟	开始运动前及运动后 20 分钟	可疑病例筛查试验
胰岛素试验	RI 0.075U/kg,静脉注入	给药前及给药后 30,60,90,120 分钟	同时测血糖,血糖值应低于给药前的 50% 或<50mg/dl
精氨酸试验	0.5g/kg 用注射用水配成 5%～10% 精氨酸溶液,30 分钟内静脉注入	同上	最大用量为 30g
左旋多巴试验	10mg/m²,1 次口服	同上	少数人有轻度头痛,恶心呕吐
可乐定试验	4μg/m²,1 次口服	同上	轻度血压下降

(6)生长激素释放激素(GHRH)兴奋试验:用于鉴别病变位于下丘脑或垂体。结果判断:GH 峰值>10μg/L 为下丘脑性生长激素缺乏;GH 峰值<10μg/L 为垂体性生长激素缺乏。

(7)必要时作垂体 CT 或 MRI 的检查,以排除肿瘤等情况。

三、治疗

治疗目的:尽可能恢复正常生长速率,延长生长时间,以期达到较满意的最终身高。

1.基因重组人生长激素替代治疗

剂量为 0.1U/(kg·d),每日睡前皮下注射,每周 6～7 次,开始治疗时年龄愈小者,疗效愈显著,以第一年效果最佳,治疗应持续至骨骺融合。

2.若伴有甲状腺功能减退者

必须加服甲状腺片 40～60mg/d,若伴促性腺激素不足,可于青春期时给予雄激素或雌激素类药物联合治疗,如十一酸睾酮或妊马雌酮等。

3.合成代谢激素

司坦唑醇:剂量为每日 0.05mg/kg,分 2 次口服。6～12 个月为一疗程。

第二节 尿崩症

尿崩症是由于各种原因导致的肾脏尿浓缩功能障碍,临床以多饮、多尿、尿比重和尿渗透压降低为特点,其中因下丘脑和垂体后叶神经内分泌功能异常、造成精氨酸加压素(AVP)又称抗利尿激素(ADH)合成或分泌不足者称中枢性尿崩症。肾脏对 AVP 无反应者为肾性尿崩症。

一、临床表现

(1)任何年龄均可发病,一般起病突然,也可呈渐进性。

(2)烦渴,多饮,多尿,24 小时饮水量或尿量>3000ml/m²。

(3)婴幼儿因烦渴表现为哭闹不安,发热,体重不增等症状;若不及时补充水分,可以出现脱水征,严重者甚至抽搐。

(4)皮肤干燥、弹性差、精神萎靡不振,食欲减退,体重下降。因夜尿增多,影响睡眠。

(5)临床同时出现头痛、呕吐、视力障碍,性早熟或肥胖等症状时应排除颅内占位性病变。

二、诊断要点

1.根据病史及以上临床表现

2.实验室检查

(1)尿常规:尿比重不超过 1.005,尿色清澈,尿糖阴性。

(2)尿渗透压<200mmol/L。

(3)血浆渗透压正常高限。

(4)血生化:肾功能。

(5)限水试验:用于真性尿崩症和精神性多饮的鉴别。方法:晨起排空膀胱,测血压及体重,测尿比重、血钠和血渗透压后,开始禁水;每小时排尿一次,测尿量、尿比重、渗透压,测血压及体重;根据患儿临床反应可进行 6~8 小时,甚至 12~16 小时。若患儿持续排低渗尿,体重下降 3%~5%,血钠>145mmol/L,血渗透压>295mmol/L,应考虑为真性尿崩症;若对限水试验耐受良好,尿渗透压明显上升,为精神性多饮。必须密切观察试验全过程,当体重下降 5%时,应即终止试验。

(6)垂体加压素试验:用以鉴别中枢性尿崩症和肾性尿崩症,可与限水试验连续进行,当限水试验进行至相邻两次尿液的渗透压之差<30mmol/L 时即可开始此项检查。方法:皮下注射垂体后叶素 5U;若为中枢性尿崩症,尿比重在 2 小时内明显上升>1.016,尿渗透压大于血渗透压。若为肾性尿崩症,则尿量及尿比重无明显变化。

(7)血浆 AVP 测定:在重症中枢性尿崩症,血浆 AVP 浓度<0.5ng/L;肾性尿崩症者,血浆 AVP 水平升高。

3.头颅正侧位 X 线平片、CT 或 MRI 检查

有助于颅内肿瘤所致尿崩症的诊断。

二、治疗

1.病因治疗

因肿瘤所致应手术或放射性核素素治疗。

2.加压素替代治疗

(1)鞣酸加压素:每次剂量 0.1~0.3ml,最大量 0.5ml,肌内注射,通常一次注射的作用时间维持 3~5 天,当药效减弱时再注射第二次。

(2)去氨加压素(DDAVP):每次剂量为 0.05~0.1mg,每日 2 次口服;鼻内滴入剂量为 1.25~10μg/d,偶有头痛、血压增高等不良反应。

3.非激素治疗

(1)氯贝丁酯(安妥明):15~25mg/(kg·d),分 2~3 次口服,有食欲减退、恶心呕吐、白细胞减少和肝功损害等不良反应。

(2)卡马西平:剂量为 10～15mg/(kg·d),分 2～3 次口服。

(3)氢氯噻嗪:剂量为 2～4mg/(kg·d),分 2～3 次口服,同时补充钾,对肾性尿崩症有效。

(4)氯磺丙脲:剂量为 20mg/(kg·d),分 2 次口服,可有低血糖不良反应。

第三节　　性早熟

男童 9 岁、女童 8 岁之前呈现第二性征,即为性早熟。临床分为真性性早熟和假性性早熟两大类。真性性早熟是在第二性征发育的同时,性腺(睾丸或卵巢)也发育和成熟;假性性早熟则只有第二性征的发育而无性腺的发育。性征与其真实性别一致者为同性性早熟,否则为异性性早熟。临床较常见的是特发性性早熟。

一、临床表现

1.特发性性早熟

患儿性发育过程遵循正常的性发育规律。

(1)女性开始症状为乳房发育;男性为睾丸和阴茎的发育。

(2)随后阴毛生长,外生殖器发育,最后女孩出现月经;男孩睾丸容积、阴茎增大,后出现腋毛、阴毛,同时体格发育加速。

(3)生长速率加快。

(4)骨龄增快,超过实际年龄,骨骺提前闭合,影响最终身高。

(5)智力发育正常,可能有精神心理变化。

(6)颅内肿瘤所致性早熟,后期出现视野缺损和头痛、呕吐等颅压增高症状。

2.假性性早熟

患儿性发育过程不按正常的性发育规律。常有部分第二性征缺乏。

(1)肾上腺皮质增生症,肾上腺肿瘤等,在男性为阴茎增大而无相应睾丸容积增大,女性为男性化表型。

(2)性腺肿瘤:如女性卵巢肿瘤所致性早熟,不出现阴毛。

(3)含雌激素药物,食物或化妆品所致性早熟,可致乳房增大,乳头乳晕及会阴部有明显色素沉着。甚至女孩阴道出血。

3.部分性性早熟

仅有一种第二性征出现,如单纯乳房早发育,单纯阴毛出现或单纯阴道出血等,无骨骼早熟。

二、诊断要点

(1)女孩在 8 岁前,男孩在 9 岁前出现第二性征。

(2)生长速率>6cm/年。

(3)实验室检查

①血浆黄体生成素(LH)、尿促卵泡素(FSH)、雌二醇(E2)、泌乳素(PRL)、17α-羟孕酮(17α-OHP)及 17 酮(17KS)等的基础值可能增高。

②促性腺素释放激素(GnRH)刺激试验:GnRH 剂量 2.5μg/kg,最大剂量 100μg 肌内注射。刺激后 LH、FSH 明显增高,LH/FSH 峰值比>1,LH 峰值/基础值>3 时,支持中枢性性早熟。

(4)X 线:骨龄超前;颅骨正侧位 X 线片。

(5)B 超:卵巢、子宫发育增大,可见 4 个以上的成熟卵泡。

(6)CT 及 MRI 检查:颅内或肾上腺部位。

三、治疗

1.药物治疗

(1)甲羟孕酮:剂量 10～30mg/d,每日 2 次口服,可使乳腺发育停止,增大的乳房缩小。有致高血压、抑制生长等不良反应。

(2)促性腺素释放激素类似物(GnRHa),常用长效制剂,80～100μg/kg,每 4 周肌注一次(或每 6 周皮下注射一次)。

(3)环丙孕酮:剂量 70～100mg/(m² · d),具有较强的抗雄性激素作用,抑制垂体促性腺激素的分泌,降低睾酮水平,不良反应较小。

2.对因治疗

由肿瘤所致者,采用手术切除、放疗或化疗。

第四节　甲状腺功能减退症

甲状腺功能减退症(简称甲减)是由多种原因影响下丘脑-垂体-甲状腺轴功能、导致甲状腺激素的合成或分泌不足;或因甲状腺激素受体缺陷所造成的临床综合征。根据病因和发病年龄可分为先天性甲减和获得性甲减两类,小儿时期多数为先天性甲状腺功能减退症。

一、先天性甲状腺功能减退症

先天性甲状腺功能减退症以往曾称为呆小症或克汀病。本病分为两类:散发性甲减是由于胚胎过程中甲状腺组织发育异常、缺如或异位,或是甲状腺激素合成过程中酶缺陷所造成;地方性甲低是由于水、土或食物中缺碘所致,多见于甲状腺肿流行地区。

(一)临床表现

1.新生儿期表现

(1)常为过期产,出生体重超过正常新生儿。

(2)喂养困难,哭声低,声音嘶哑。

(3)胎便排出延迟,腹胀,便秘。

(4)低体温,末梢循环差。

(5)生理性黄疸期延长。

2.典型表现

(1)特殊面容:头大颈短,表情淡漠,眼距增宽,眼裂小,鼻梁塌平,舌体宽厚、伸于口外,皮肤粗糙,头发稀疏干燥,声音嘶哑。

(2)特殊体态:身材矮小,上部量大于下部量,腹大、脐疝,脊柱弯曲,腰椎前凸,假性肌肥大。

(3)运动和智力发育落后。

(4)生理功能低下:怕冷少动,低体温,嗜睡,对外界事物反应少,心率缓慢,心音低钝,食欲差、肠蠕动减慢。

3.迟发性甲减

(1)发病年龄晚,逐渐出现上列症状。

(2)食欲减退,少动,嗜睡,怕冷,便秘,皮肤粗糙,黏液性水肿。

(3)表情淡漠,面色苍黄,疲乏无力,学习成绩下降。

(4)病程长者可有生长落后。

4.地方性甲减

(1)神经性综合征:以聋哑,智力低下,共济失调,痉挛性瘫痪为特征,身材正常。

(2)黏液水肿性综合征:以生长发育明显落后,黏液性水肿,智力低下,性发育延迟为特点。

(二)诊断要点

1.根据发病年龄

患儿是否来自甲肿流行地区;符合以上临床表现者。

2.实验室检查

(1)血清 T_4、T_3 及 TSH 浓度测定:T_3,T_4 降低;TSH 水平增高,若＞20mU/L 可确诊。必要时测游离 T_3 和游离 T_4 及甲状腺素结合球蛋白。

(2)甲状腺自身免疫性抗体:甲状腺球蛋白抗体(TG-Ab)和甲状腺过氧化物酶抗体(TPO-Ab)测定,以除外慢性淋巴性甲状腺炎所致甲减。

(3)基础代谢率:降低,能合作的较大患儿可进行此项检查。

(4)血胆固醇、肌酸激酶和甘油三酯常增高。

3.X 线检查

骨化中心出现延迟,骨龄落后于实际年龄(一岁以下者应拍膝关节),骨质疏松。

4.甲状腺核素扫描

有助于甲状腺发育不全、缺如或异位的诊断。

(三)治疗

1.治疗原则

早期诊断,早期治疗,终身服药;用药应从小剂量开始,注意剂量个体化,根据年龄逐渐加至维持剂量,以维持正常生理功能。

2.替代治疗

(1)l-甲状腺素钠:维持剂量:新生儿 10μg/(kg・d);婴幼儿 8μg/(kg.d);儿童 6μg/(kg・d),每日一次口服,必须依据血清 T_3、T_4、TSH 测定值进行调整。

(2)甲状腺片:维持剂量:2～6mg/(kg・d),每日一次口服,亦须依据血清 T_3、T_4、TSH 测定值进行调整。

3.定期随访

开始治疗后,每 2 周随访一次,当血清 T_4,TSH 正常后可每 3 个月一次,服药 1～2 年后可每

6个月一次。每次随访均应测量身高、体重、甲状腺功能;每年测定骨龄一次。

二、获得性甲状腺功能减退症

获得性甲减的主要原因是淋巴细胞性甲状腺炎(又称桥本甲状腺炎),是一种器官特异性自身免疫性疾病,近年发病率有所增加,发病年龄多在 6 岁以后,以青春期女孩多见;其次为误将异位甲状腺作为甲状舌骨囊肿切除及颈部接受放射治疗后;并发于胱氨酸尿症和 Langerhans 细胞组织细胞增生症等少见。

(一)临床表现

1.起病较缓慢

多数无主观症状,也有初发病时颈部疼痛,吞咽困难,声音嘶哑,颈部压迫感。

2.甲亢症状

少数患儿有一过性甲亢症状,如情绪激动,易怒,多动,多汗等。

3.甲减症状

多见于病程较长者,如食欲减退,便秘,学习成绩下降,皮肤黏液性水肿,生长迟缓或停滞等。

4.甲状腺不同程度的弥漫性肿大

质地中等,有时可触及分叶状。

(二)诊断要点

1.见以上临床表现

2.实验室检查

(1)血清 T_3,T_4,FT_3,FT_4 及 TSH:病初甲状腺激素水平稍高,TSH 正常,随病情发展甲状腺激素水平降低,TSH 增高。

(2)甲状腺自身免疫性抗体:TPO-Ab 及 TG-Ab 滴度明显高。

(3)促甲状腺激素受体抗体(TR-Ab):有助于判断自身免疫性甲状腺炎与 Graves 病是否同时存在。

(4)细胞学检查:细针穿刺甲状腺组织进行细胞学检查有助于桥本甲状腺炎的诊断。成功率与穿刺部位有关,有时需多次进行,必须选择好适应证。

3.甲状腺 B 型超声影像学扫描检查

可作为桥本甲状腺炎的辅助诊断。

(三)治疗

(1)同先天性甲状腺功能减退症的治疗。

(2)治疗原发疾病。

第五节　甲状腺功能亢进症

甲状腺功能亢进症(简称甲亢)是由于各种原因造成甲状腺激素分泌过多、导致全身各系统代谢率增高的一种临床症候群。儿童时期甲亢的主要病因是毒性弥漫性甲状腺肿,又称

Graves 病,是自身免疫性甲状腺疾病中的一种。其发病与遗传、环境因素密切相关。由于免疫功能紊乱,体内产生抗 TSH 受体的自身抗体(TR-Ab)而发病。仅有少数患儿是由毒性结节性甲状腺肿,甲状腺癌,甲状腺炎等罕见疾病所造成。

一、临床表现

1.基础代谢率增高

情绪不稳定,易激动,脾气急躁;怕热,多汗,低热;食欲亢进,易饥饿,大便次数增多;心悸,心率增快,脉压增大,心尖部可闻收缩期杂音,严重者心律失常,在儿童期甲亢心脏病罕见。

2.眼球突出

可单侧或双侧,多为轻、中度突眼,眼裂增宽,眼睑不能闭合,瞬目减少、辐辏能力差。恶性突眼及眼肌麻痹少见。

3.甲状腺肿大

多呈弥漫性轻、中度肿大,表面光滑,质地中等,严重者可触及震颤,并可闻及血管杂音。

4.甲亢危象

常由急性感染、手术、创伤等应激情况诱发;起病突然,病情急剧进展;主要表现高热,烦躁不安,呕吐,腹泻,多汗,心动过速等。重者血压下降,末梢循环障碍,出现休克,危及生命。

二、诊断要点

1.部分患者有家族遗传史

2.任何年龄均可发病

起病缓慢,以学龄儿童多见。

3.有以上临床表现

4.实验室检查

(1)血清甲状腺素水平:总 T_4,T_3,游离 T_4,T_3 增高;TSH 降低。

(2)吸 ^{131}T 试验:可见高峰前移。

(3)甲状腺自身免疫性抗体测定:TG-Ab、TPO-Ab 及 TR-Ab 均有助于鉴别慢性淋巴细胞性甲状腺炎所致的甲亢。

(4)促甲状腺素释放激素(TRH)兴奋试验:本病患儿的 TSH 无反应或减低。

5.甲状腺 B 型超声和扫描

了解甲状腺大小,结节大小、多少,肿瘤或囊肿等,有利于鉴别诊断。对囊肿诊断更好。

三、治疗

目的:减少甲状腺激素的分泌,维持正常甲状腺功能,恢复机体正常代谢,消除临床症状,防止复发。

1.抗甲状腺药物治疗

(1)甲巯咪唑(他巴唑):剂量 0.5～1.0mg/(kg·d),分 2 次口服,最大量为 30mg/d。

(2)丙硫氧嘧啶或甲硫氧嘧啶:剂量为 5～10mg/(kg·d),分 2～3 次口服,最大量 300mg/d。

(3)治疗包括足量治疗期和减药期,总疗程 3～5 年,对青春发育期和治疗经过不顺利者其疗程应适当延长。治疗过程中应定期随访、复查血清总 T_3、T_4,游离 T_3、T_4 及 TSH。

(4)β肾上腺素受体阻滞剂:普萘洛尔,剂量 0.5~1.0mg/(kg·d),分 3 次口服。

(5)注意药物不良反应,偶有皮肤过敏反应,可酌情更换药物;用药后最初 2 周应查血常规,定期复查肝功能,必要时查肾功能。

2.一般治疗

急期应卧床休息,加强营养。

3.甲亢危象的治疗

(1)丙硫氧嘧啶:每次剂量 200~300mg,鼻饲,每 6 小时一次。1 小时后静脉输入碘化钠 0.25~0.5g/d。

(2)地塞米松:每次剂量 1~2mg,每 6 小时一次。

(3)普萘洛尔:每次 0.1mg/kg,最大量 5mg,静脉注射,每 10 分钟一次,共 4 次。

(4)利舍平(利血平):每次剂量 0.07mg/kg,最大量 1mg,必要时 4~6 小时重复。

(5)纠正脱水,补充电解质。

(6)抗生素:用以控制感染。

(7)对症治疗:如降温,给氧。

第六节　先天性肾上腺皮质增生症

先天性肾上腺皮质增生症(CAH)是由于肾上腺皮质类固醇生物合成过程中酶缺陷,使皮质醇合成不足,血清皮质醇浓度降低,负反馈作用消除,以致 ACTH 分泌增多、刺激肾上腺皮质增生,同时影响盐皮质激素和性激素的生物合成。临床出现不同程度的肾上腺皮质功能减退并伴有性征异常表现。最常见的是 21-羟化酶缺陷,其次为 11β-羟化酶、17α-羟化酶及 3β-羟类固醇脱氢酶等缺陷。

一、临床表现

1.21-羟化酶缺陷

最多见,占 CAH 的 90%~95%。

(1)单纯男性化型:为 21-羟化酶不完全性缺乏。

男孩主要为同性性早熟:①阴毛早现,阴茎、阴囊增大,过早出现痤疮,肌肉发达,肩宽,窄髋等男性体格,声音变粗;②阴茎增大但睾丸不大,为假性性早熟,骨龄达 12 岁后可出现真性性早熟;③病初身高增长过速,超过正常儿,骨龄超过患儿的实际年龄,因骨骺早期愈合而致最终身材矮小。

女孩则在出生时呈现不同程度的男性化体征:①阴蒂肥大,不同程度的阴唇融合,或类似男性尿道下裂样改变等;②体格发育似男性患儿;③病初身高增长过速,但最终身材矮小。

(2)失盐型:由于 21-羟化酶完全缺乏所致,其皮质醇和醛固酮分泌均不足。临床上主要为肾上腺皮质功能不全的表现。①生后 1~2 周内出现呕吐,腹泻,脱水,消瘦,呼吸困难,皮肤黏膜色素沉着。②电解质紊乱,低血钠、高血钾及代谢性酸中毒。③男性阴茎增大,女性外阴为两性畸形。此型常因诊断、治疗不及时而早期死亡。

（3）晚发型（非典型型）：为21-羟化酶轻微缺乏所致。①发病年龄不一，临床表现各异，症状较轻；②多见于女孩，月经初潮延迟、原发性闭经，不孕症或多毛症；③男孩为性早熟，身高增长过快，阴毛早现，骨骺提前闭合。

2.11β-羟化酶缺乏

约占CAH的5%。①男性化；②由于11-去氧皮质醇、11-去氧皮质酮及雄激素分泌增加，故有高血压和低血钾表现。

3.17-羟化酶缺乏

较少见。①高血压明显；②低血钾；③碱中毒；④女孩呈现幼稚型性征、原发性闭经等；⑤男孩为假两性畸形，出生时呈女性表现。

4.3β羟化酶缺乏

极罕见，皮质醇、醛固酮和雄激素的合成均受阻。①新生儿期即发生失盐、脱水，病情较重，若不及时诊治可早期死亡；②女孩男性化，阴蒂肥大；③男孩为假两性畸形，男性性分化不全，如阴茎发育差，尿道下裂等。

二、诊断要点

1.仔细询问病史

特别是家族史。

2.认真查体

结合以上临床表现进行分析。

3.血和尿肾上腺激素及其代谢产物的测定

（详见表8-2）。

表8-2　各型CAH的实验室表现

酶缺陷	尿				血清			
	17-KS	17-OH	孕三醇	17-OHP	DHEA	睾酮	雄烯二酮	肾素活性
21-羟化酶								
典型	↑↑	↓	↑↑	↑↑	正常或↑	↑	↑↑	↑
晚发	↑	↓	↑	↑↑	正常或↑	↑	↑	↑
11β-羟化酶	↑↑	↑↑	↑	↑	正常或↑	↑	↑	↓↓
3β-羟化酶	↑	↓↓	正常或↑	正常或↑	↑↑↑	女↑男↓		↓↓
17-羟化酶	↓↓	↓↓	↓	↓	↓	↓	↑	↓↓

4.血17-羟孕酮（17-OHP）的测定

对21-羟化酶缺乏极有诊断价值，当>30.3nmol/L（1000ng/dl）时可确诊；非典型型可进行ACTH刺激实验。

5.新生儿期筛查

可对21-羟化酶缺乏进行筛查，以早期诊断、早期治疗。

6.X 线检查

骨龄明显增速超过患儿实际年龄。

7.B 超或 CT 检查

可显示双侧肾上腺增大。

三、治疗

1.肾上腺危象治疗

(1)严重失盐型需纠正脱水及电解质紊乱,第一日总液量 80～120ml/kg,给钠 10mmol/kg,第一小时可补生理盐水 20ml/kg 扩容。

(2)氢化可的松 5～10mg/kg,每 6 小时一次。

(3)盐皮质激素:醋酸去氧皮质酮(DOCA),每日 1～2mg,或 9α-氟氢化可的松,每日 0.05～0.1mg。

(4)切忌补钾。

(5)第二日根据病情和血电解质及脱水纠正情况,酌情减少皮质醇用量和调整治疗。

(6)在感染、手术、创伤等应激情况下,增加皮质醇 2～3 倍或更多。

2.常规皮质激素维持治疗

(1)糖皮质激素:目的是补充皮质激素分泌不足,抑制 ACTH 和雄激素的分泌;应早期治疗,终身服用醋酸氢化可的松,剂量 12～25mg/(m² · d),分二次口服,2/3 量晚间服,1/3 量白天服用。对 21-羟化酶缺陷晚发病人可用地塞米松 0.25～0.5mg,每日或隔日一次。

(2)盐皮质激素:若无盐皮质激素时,较大儿童可分次口服氯化钠胶囊 2～4g/d,小婴儿可鼻饲生理盐水。

(3)性激素:17-羟化酶缺陷和 3β-羟类固醇脱氢酶缺陷者,不论性别,在青春期均应补充性激素以维持其表型。

治疗成功的关键是合适的皮质激素剂量和定期随访,保持正常生长速率,使患儿既无雄激素及外源性皮质激素过多征象,又能维持正常的性腺成熟和发育。

3.外科治疗

女性假两性畸形可于生后 6～12 个月内行阴蒂切除术,外生殖器矫形可在 1～3 岁时进行。

第七节　甲状旁腺功能亢进症

甲状旁腺功能亢进症(甲旁亢)在临床上分原发性和继发性两类。原发性甲旁亢指甲状旁腺本身的病变,引起甲状旁腺激素(PTH)分泌过多、导致钙磷代谢失常的一种全身性疾病,临床以骨病、肾结石和高血钙为特征。继发性甲旁亢是由于甲状旁腺外疾病所致,常见于肾脏疾患、维生素 D 缺乏性佝偻病和肾小管酸中毒等。

一、临床表现

1.骨骼系统症状

早期仅有骨质普遍脱钙,病程长者有佝偻病样骨畸形,如鸡胸、肋串珠、手足镯,下肢呈

"O"形或"X"形,典型表现为持续性骨痛、伴有严重的纤维性囊性骨炎及反复多发性骨折。

2.高钙血症

可引起多系统功能紊乱,消化系统有食欲不振,恶心呕吐、便秘、腹痛;体重不增;心血管系统有心律不齐及心搏加快等;肌肉松弛,肌张力减低;中枢神经系统有注意力不集中,智力减退;严重时出现意识障碍甚至昏迷。

3.肾脏损害

由于尿钙增多,导致尿路结石形成和肾脏钙化,常表现多饮多尿、血尿及肾绞痛,继发性高血压,晚期出现肾功能不全或尿毒症。

4.皮肤、软组织及眼角膜钙化

5.新生儿甲旁亢

常表现哭声低下,喂养困难,便秘,呼吸困难及肌张力低下。

6.甲旁亢危象

因 PTH 分泌过多使血钙过高致极度厌食,恶心呕吐,腹痛腹泻,高热,严重时出现脱水及电解质紊乱,精神萎靡、嗜睡、抽搐、甚至昏迷。

二、诊断要点

1.起病缓慢,病程较长

2.部分病例有阳性家族史

3.有以上临床表现

4.实验室检查

(1)在钙、磷平衡饮食条件下,连续三天测定:①血清钙,升高,常＞3mmol/L(12mg/dl);②血清磷降低或正常低限;③24 小时尿钙、尿磷排出量增高;④血碱性磷酸酶明显增高;⑤肾小管磷回吸收率降低,小于 80％。

(2)尿环磷酸腺苷(cAMP)排出增多。

(3)尿羟脯氨酸排出量增高。

(4)血浆 PTH 常升高。

(5)钙负荷抑制试验:用于可疑病人,甲旁亢病人不受抑制。

(6)肾上腺皮质激素抑制试验:用于鉴别高血钙的病因,由其他原因致高血钙可降至正常。

(7)X 线检查:早期仅有骨质疏松,典型患者指骨、下颌部位显示骨膜下骨皮质吸收;骨脱钙,陈旧性骨折,骨畸形,骨囊性样变;颅骨呈虫蛀样改变。腹部平片可见肾脏钙化灶。少数有异位钙化。

(8)放射性核素检查:^{99m}Tc 和^{210}TI 双重放射性核素减影扫描,可检出直径 1cm 以上病变。

(9)颈部及上胸 CT 扫描。

(10)颈部 B 超检查:探查甲状旁腺肿瘤。

三、治疗

1.外科治疗

甲状旁腺肿瘤应手术摘除;甲状旁腺组织增生可部分切除。术后发生的暂时性低钙血症,可输给 10％葡萄糖酸钙。

2.甲旁亢危象处理

(1)纠正脱水酸中毒及电解质紊乱,同时注意补充钾和镁。

(2)控制高血钙:可用磷酸钠或磷酸钾中性磷合剂 1～2g/d。以减少磷的吸收和增加排泄,以降低血磷;EDTA 为钙络合剂,50mg/(kg·d),分 2～3 次,用 25％的葡萄糖 20～40ml稀释后注入。

(3)降钙素:剂量为每次 4U/kg,6～12 小时一次。

(4)糖皮质激素:氢化可的松 1～2mg/kg。

(5)严重者进行腹膜透析,有抑制继发性甲旁亢的作用。

第八节　甲状旁腺功能减退症

甲状旁腺功能减退症(甲旁减)是由于甲状旁腺激素合成和分泌不足,PTH 结构异常、不能发挥生理作用,或靶器官对 PTH 不敏感引起的疾病。临床以手足抽搐、低血钙和高血磷为特征。

一、临床表现

1.神经-肌肉应激性增高

最初表现为肌痛、四肢麻木,手足僵直,严重者手足搐搦、典型发作呈"助产士手"样表现,同时有喉气管痉挛,雷诺现象,腹痛腹泻发生。隐性抽搐时患儿感到肢体麻木、蚁行感或肌肉疼痛等,面神经叩击和束臂加压试验呈阳性。

2.神经精神症状

记忆力减退,恐惧、神经衰弱,也有以癫痫样发作为首发症状,可出现多动症、共济失调及智力减低。

3.外胚层组织器官改变

皮肤干燥脱屑,色素沉着,头发稀少脱落,甚至斑秃,出牙晚,牙易脱落,牙釉质发育不良呈黄斑点及横纹,指甲脆弱有横沟,长期未治疗出现眼白内障。常并发白色念珠菌感染。

4.异位钙化灶

软组织、关节部位钙化可致关节疼痛,活动受限。脑基底节钙化可出现震颤性麻痹。

5.严重低血钙

可出现心律失常或心力衰竭。

二、诊断要点

1.仔细询问病史及查体

2.符合以上临床表现

3.实验室检查

(1)在钙、磷平衡饮食条件下,连续三天测定:①血清钙:常减低,在 1.25～1.75mmol/L(5～7mg/dl)之间,游离钙≤0.95mmol/L(3.8mg/dl);②血清磷常增高,达 1.96mmol/L 以上(>6mg/dl);③碱性磷酸酶:正常或偏低;④24 小时尿钙、磷排出量均减少。

(2)肾小管回吸收率(TRP)稍增高。

(3)血 PTH 测定：多数降低，少数患儿可在正常范围。

(4)PTH 兴奋试验：连续肌内注射 PTH 三天，剂量为 8U/kg，最大量 200U。若 PTH 缺乏，血钙恢复正常，血磷降低；若血钙不升高，为靶器官对 PTH 不反应。

(5)心电图：Q-T 间期延长，T 波低平。

(6)脑电图：长期未治疗者可有棘慢波。

(7)X 线检查：显示骨密度增高，骨皮质增厚。

(8)脑 CT 或 MRI：脑基底节钙化灶。

三、治疗

1.急性抽搐期

当手足搐搦或惊厥时，即刻缓慢静脉输入 10% 葡萄糖酸钙，用量为每次 0.5ml/kg，最大量每次不超过 10ml，一般用 10% 葡萄糖液 10ml 稀释后，以每分 0.5～1.0ml 速度输入；根据病情，每日 1～3 次。抽搐缓解后改口服 10% 氯化钙 5～10ml/次，每日 3 次。

2.降低血磷

(1)高钙低磷饮食：每日磷摄入量应<0.3～0.5g。

(2)磷结合剂：可服用氢氧化铝乳胶每次 10～30ml，每日三次，应与钙剂相隔 2 小时服用。

3.维生素 D 的应用

经补充足够钙后，抽搐无缓解时，适当补充维生素 D，必须监测尿钙和血钙，以防发生维生素 D 中毒、高血钙。

(1)维生素 D_2 或 D_3，2 万 IU/d。

(2)骨化三醇(1,25(OH)$_2$D$_3$)，剂量 0.25～1μg/d。

(3)25(OH)D$_3$，剂量 20～50IU/d。

(4)阿法骨化醇(1-αOHD)，剂量为 0.25～1μg/d。

4.对症治疗

苯巴比妥钠，地西泮，苯妥英钠等用于镇静、止痉。若血镁浓度低时，应补充镁制剂，每日口服 25% 硫酸镁，70～150mg/kg；或肌内注射 50% 硫酸镁，每次 0.1～0.2ml/kg。

第九节　假性甲状旁腺功能减退症

假性甲状旁腺功能减退症(假性甲旁减)是由于甲状旁腺激素受体缺陷造成，故靶器官(肾脏和骨组织)对 PTH 无反应，不能发挥其生理作用，临床可出现类似于 PTH 缺乏所致的低血钙、高血磷症状，但血清 PTH 浓度正常。一般可分为 Ⅰ 型和 Ⅱ 型，根据发病环节不同，Ⅰ 型又可分为 Ⅰa、Ⅰb 和 Ⅰc 型。

一、临床表现

1.低血钙

手足搐搦，惊厥等。

2.先天遗传性骨发育畸形

主要见于Ⅰ型;患儿如智力低下,生长落后,圆脸短颈,小下颌,短指趾畸形,尤以第4、5指骨短最常见,牙发育不良等。

3.迁移性钙化灶

常见于皮下、关节、肌肉、神经基底节部位。

4.纤维囊性骨炎

骨骺增厚,边缘不规则。

5.其他表现

韧带肌腱附着部位的外生骨疣,颅骨板增厚及骨质脱钙,白内障等。

二、诊断要点

1.病史及以上临床表现

2.实验室检查

(1)血清钙、磷测定:血清钙常降低,血清磷正常或增高。

(2)尿钙、磷测定:均降低。

(3)血清PTH增高。

(4)尿羟脯氨酸排出量:Ⅰb型增高。

(5)尿cAIP的排出量:除Ⅱ型可正常或升高外,Ⅰ型均增高。

(6)PTH兴奋试验:一般对外源性PTH无反应。

三、治疗

1.纠正低血钙

同甲状旁腺功能减退症。

2.骨化三醇(1,25-$(OH)_2D_3$)

可使增生肥大的甲状旁腺缩小、血PTH浓度降低,可使Ⅰb型骨病好转。

3.定期随访

以血钙、磷及尿钙、磷监护治疗,以防因长期治疗引起药物中毒。

第十节 库欣综合征

本病首先由Cushinr报道,故称库欣综合征。由于各种原因致肾上腺皮质分泌糖皮质激素过多(主要是皮质醇)所致病症的总称,使各种物质代谢紊乱,同时伴有不同程度盐皮质激素和雄性激素分泌过多的临床表现,一般分为ACTH依赖型和非依赖型及医源性皮质醇增多症。

一、临床表现

1.肥胖

呈向心性肥胖,即躯干部皮下脂肪堆积,而四肢相对地细;"水牛背"即背、颈及肩胛间皮下脂肪明显堆积所致;"满月脸"即面部脂肪堆积。

2.高血压

因钠潴留,血容量增多致血压增高,严重者可引起心脏扩大及心力衰竭。

3.毛细血管变脆,皮肤菲薄

大腿外侧及臀部出现紫纹,骨质疏松致病理性骨折。

4.生长迟缓

身高多在第三百分位线以下,年生长速率<4cm,青春期延迟。

5.性器官改变

男孩阴茎增大,睾丸大小正常的假性性早熟;女孩出现阴蒂增大男性化表现。常有多毛,痤疮,声音低沉,腋毛,阴毛,乳房增大,月经不调等临床表现。

6.依赖型库欣综合征

患儿色素沉着明显,盐皮质激素增多表现为低血钾和碱中毒,出现肌肉无力或肌萎缩。

二、诊断要点

1.仔细询问病史

起病可急可缓,短期内患儿肥胖伴生长停滞,应考虑有本病的可能性。

2.认真查体

有以上临床表现。

3.实验室检查

(1)确定皮质醇增多症的存在:①24小时尿游离皮质醇(UFC)明显增高;②24小时尿17-酮类固醇(17-KS)排出量增高,特别是在肾上腺皮质癌时增高更明显;③血清皮质醇浓度及节律:血皮质醇增高,昼夜节律消失。注意3岁以下小儿尚未建立昼夜节律;④地塞米松抑制试验:用于筛查,于夜11时服地塞米松1mg后,次日晨8时取血测血皮质醇,患儿可升高,正常值为<110.4nmol/L(4μg/dl);⑤小剂量地塞米松抑制试验:用于确定皮质醇增多症的诊断,服地塞米松7.5μg/kg,最大量0.5mg,每6小时一次口服,共8次,服药前后测血清皮质醇和24小时UFC,正常人服药后比基础值下降50%以上,本症患儿不能被抑制;⑥血清钠、氯增高,血清钾偏低,白细胞升高,嗜酸细胞减少,血糖有时增高或糖耐量曲线异常。

(2)鉴别病因的检查

1)大剂量地塞米松抑制试验:每次地塞米松30μg/kg,最大剂量2mg,每6小时一次口服,共8次。大部分肾上腺皮质肿瘤及异位ACTH综合征不被抑制。

2)血ACTH测定:用于鉴别ACTH依赖型及非依赖型,库欣病及异位ACTH综合征时升高,肾上腺肿瘤时常低于正常。

3)ACTH刺激试验:将ACTH 0.25mg溶于1ml生理盐水中静脉注射,于0′、30′、60′、90′及120′时分别取血测皮质醇浓度。正常反应峰值比基础值增加1～2倍,肾上腺肿瘤及异位ACTH综合征者常无反应,由垂体ACTH肿瘤引起的肾上腺皮质增生呈反应过强。

4)促肾上腺皮质激素释放激素(CRH)兴奋试验:将CRH 100μg溶于1ml生理盐水中静脉注射,于0′、30′、60′、90′分别取血测ACTH及皮质醇浓度。肾上腺肿瘤及异位ACTH综合征者缺乏反应,库欣病者明显增高。

（3）定位诊断

1）X线检查：蝶鞍正、侧位片，必要时做CT有助于垂体微腺瘤的诊断；胸部X线检查有助于ACTH异位分泌症的诊断。

2）腹部肾上腺部位B型超声及CT：有助于肾上腺肿瘤的诊断。

3）眼底及视野：有助于垂体肿瘤的诊断。

三、治疗

1.外科手术治疗

（1）单侧肾上腺腺瘤应切除肿瘤，但健侧肾上腺皮质常萎缩，手术前、术中及术后均应采用皮质醇替代治疗，开始剂量可比生理剂量高3～5倍，氢化可的松50～100mg/m²，静脉输入。术后根据肾上腺皮质功能恢复情况，逐渐减少激素的用量至最小维持量。

（2）肾上腺皮质癌：早期行根治术，一般行双侧肾上腺全切术，若肿瘤转移或只能切除部分者，加用米托坦（mitotane，P'-DDD），剂量为4～12g/d，先从小量开始，如疗效不显，一个月后加大剂量，用药3个月后可逐渐减量；也可用赛庚啶、美替拉酮或氨鲁米特。

（3）垂体微腺瘤：首选经蝶鞍垂体微腺瘤摘除术，必要时辅以放射治疗。可影响小儿生长发育，术后若有垂体功能减低，需激素替代治疗。

（4）异位ACTH综合征：根治原发肿瘤，必要时辅以化疗或放射治疗。

2.药物治疗

轻症或不能手术者可试用药物治疗。如氨鲁米特0.75g/（m²·d）；米托坦4～6g/（m²·d）；酮康唑。

参考文献

[1]Waldo E,Nelson 等.尼尔逊儿科学.张国成等主译.西安:世界图书出版西安公司,1999.551-553.

[2]文新中国成立.小儿神经泌尿学.见:张玉海,赵继懋.神经泌尿学.北京:人民卫生出版社,2007.

[3]佘亚雄.小儿外科学.第 3 版.北京:人民卫生出版社,1993.

[4]施诚仁.新生儿外科学.第 1 版.上海:上海科学普及出版社.2002.

[5]张金哲,潘少川,黄澄如.实用小儿外科学.杭州:浙江科学技术出版社,2003.

[6]金锡御,吴雄飞.尿道外科学.第 2 版.北京:人民卫生出版社,2004.

[7]黄澄如.小儿泌尿外科学.济南:山东科学技术出版社,1996.

[8]潘少川.实用小儿骨科学.第 2 版.北京:人民卫生出版社,2005.

[9]施诚仁.小儿肿瘤.北京:北京大学医学出版社,2007.

[10]中华医学会.临床技术操作规范.儿科学分册.北京:人民军医出版社,2004.

[11]易著文.小儿内科特色诊疗技术.北京:科学技术出版社,2009.

[12]王成.小儿心血管病手册.北京:人民军医出版社,2002.

[13]杜军保,王成.儿童晕厥.北京:人民卫生出版社,2011.

[14]杨思源,陈树宝.小儿心脏病学.第 4 版.北京:人民卫生出版社,2012.

[15]杜军保.小儿心脏病学.北京:北京大学医学出版社,2013.

[16]杨思源.小儿心脏病学.北京:人民卫生出版社,2012.

[17]刘兴元,杨奕清,杨颖,等.房间隔缺损患儿 NKX2-5 基因突变的研究.中华儿科杂志,2009,47(9):696-700.